健康与旅游

主编　杨奇美

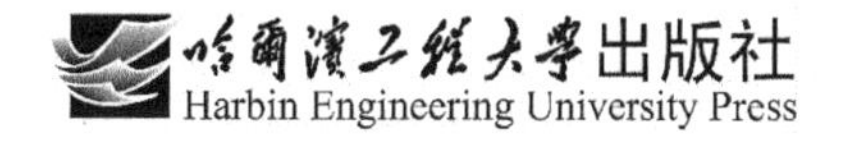

内容简介

本书是一本为数较少的研究旅游与健康融合之书，书中内容涵盖面较广、编排科学合理、体例清新简约，可供健康类和旅游类高校作为教材使用，也适合作为同领域内培训机构的教材，也可供高校研究机构学者、旅游和健康企业的经营管理者作为参考用书。

图书在版编目(CIP)数据

健康与旅游/杨奇美主编. —哈尔滨:哈尔滨工程大学出版社,2018.8

ISBN 978-7-5661-2055-7

Ⅰ.①健… Ⅱ.①杨… Ⅲ.①旅游保健 Ⅳ.①R161

中国版本图书馆 CIP 数据核字(2018)第 161486 号

选题策划 薛　力
责任编辑 张忠远
封面设计 刘长友

出版发行 哈尔滨工程大学出版社
社　　址 哈尔滨市南岗区南通大街 145 号
邮政编码 150001
发行电话 0451-82519328
传　　真 0451-82519699
经　　销 新华书店
印　　刷 北京中石油彩色印刷有限责任公司
开　　本 787 mm×1 092 mm　1/16
印　　张 12.5
字　　数 222 千字
版　　次 2018 年 8 月第 1 版
印　　次 2018 年 8 月第 1 次印刷
定　　价 40.00 元
http://www.hrbeupress.com
E-mail:heupress@hrbeu.edu.cn

前　言

近年来,党中央、国务院高度重视健康旅游等新兴产业的发展。2016 年 10 月,党中央、国务院印发的《"健康中国 2030"规划纲要》提出,要积极推进健康与旅游融合,催生健康新产业、新业态、新模式,制定健康旅游行业标准、规范,加快推进健康旅游产业的发展。随之,2017 年 5 月 18 日,国家卫生计生委、国家发展改革委、财政部、国家旅游局、国家中医药局联合印发的《关于促进健康旅游发展的指导意见》提出,到 2020 年,建设一批各具特色的健康旅游基地,形成一批健康旅游特色品牌,推广一批适应不同区域特点的健康旅游发展模式和典型经验,打造一批国际健康旅游目的地。到 2030 年,基本建立比较完善的健康旅游服务体系,满足群众多层次、个性化的健康服务和旅游需求。2016 年 7 月,国家旅游局、国家中医药管理局联合开展"国家中医药健康旅游示范区(基地、项目)"创建工作,计划用 3 年左右时间在全国建成 10 个国家中医药健康旅游示范区,100 个国家中医药健康旅游示范基地,1 000 个国家中医药健康旅游示范项目。2018 年 3 月 13 日,经过组织征集、材料核查、专家评审等环节,目前有 73 家单位被评为首批国家中医药健康旅游示范基地创建单位。从政策层面来看,健康旅游这一融合性产业受到前所未有的重视。

健康旅游是健康服务和旅游融合发展的新业态,发展健康旅游对扩内需、稳增长、促就业、惠民生、保健康,提升我国国际竞争力具有重要意义。健康旅游关联产业多、带动效应强,全球已有 100 多个国家(地区)开展健康旅游,超过 50 个国家(地区)已将健康旅游确定为支柱性产业。美国斯坦福大学发布的研究报告显示,全球医疗健康行业人数从 2006 年的 2 000 万迅猛增长至 2012 年的 4 386 万。到 2020 年全球医疗产业规模,预计将超过万亿美元。根据国外研究表明,健康旅游的附加值大于 0.3,属于高附加值产业。我国健康旅游业的发展尚处于起步阶段,产业之间融合不够,高附加值服务较少,完整的产业链尚未形成。虽然各地开展了很多探索和创新工作,但在政策层面尚没有统一规划和顶层设计,也缺乏成熟的模式和经验,需要国家出台政策予以推动、规范和引导,确保健康旅游产业的有序发展。

对健康的追求是人类永恒的目标，人类开展旅游活动的最主要的动机之一是身体的健康及由此带来的心灵愉悦。追求健康、享受生活也成为现代旅游发展所追求的核心价值，大力发展健康旅游，是出于人民群众对健康和旅游的需求。这不仅是以人为本理念的体现，更是国民体质强健，民族蓬勃发展的重要促进因素。尽管国内健康产业和旅游产业都在健康旅游方面做出了尝试，理论研究也逐渐发展起来，但是针对健康旅游的系统性研究和构建理论体系的书籍却十分罕见，目前已出版的只有薛群慧、卢继东、杨书侠编著的《健康旅游概论》(2014 年 3 月出版)。本书在继承前人研究的基础上，从健康旅游的内涵、特点、构成要素、健康与旅游的关系、旅游急救以及各类健康旅游项目入手，构建了适合于学生学习、机构培训和经营管理者通读的理论体系。因此在内容的选取和编写上，本书都遵循通俗易懂、简洁明快的原则，努力做到去繁化简、深入浅出。

本书由多年从事旅游和健康管理研究的数位资深教师共同努力完成。第一章和第六章由杨奇美老师执笔；第二章由王思思老师和杨奇美老师共同执笔；第三章和第五章由赵娟娟老师执笔；第四章由杜江月老师执笔；第七章由刘刚老师执笔；第八章由王思思老师执笔；第九章由芮秋琴老师执笔；第十章由梁娜老师执笔。全书由杨奇美老师负责统稿审核。

本书在编写过程中，得到许多专家、学者的指导，在此表示深深的谢意。一并感谢所有参与编写的老师，是你们辛勤付出，才有本书的面世之日。本书融入和汲取了国内外专家、学者的理论研究成果，在此我们向各位专家学者表示崇高的敬意和诚挚的感谢！由于健康旅游在国内研究起步较晚，理论和实践都需要不断总结，加上笔者知识结构局限，书中难免存在疏漏之处，真诚希望各位专家、学者批评指正，不吝赐教。

编　者

2018 年 3 月

目　　录

第1章　导　论

人类对健康的追求是充分享受物质文明和精神文明成果的最高追求。而健康旅游正是在顺应了人们对更高品质生活追求的前提下产生的，它对人们生理和心理的康复效果越来越被广大的消费者认可，已成为旅游业未来发展的潮流，这一趋势也是人类社会发展的必然结果。

健康旅游是为促进人们身心健康而提供的旅游产品、服务和环境，是旅游产业与健康产业深度融合的产物。健康旅游是医疗和健康服务业发展的一个新方向，也是其与旅游业融合发展产生的一种新业态。充分认识发展大健康旅游的重要意义，积极开发大健康旅游产品，培育健康旅游新业态，营造健康旅游环境，更好地满足身心健康需求，提升全民族的身体素质和生活品质。

1.1　健康旅游的内涵

1.1.1　健康旅游的定义

旅游活动能够改善人们的身体健康状况已经得到世人的广泛认可，但目前尚未有能够得到一致认同的健康旅游的概念，相关词语有：健康旅游、康体旅游、保健旅游、健身旅游、休闲旅游等。代表性观点有以下几种：

(1)郭鲁芳认为健康旅游是一个综合性的概念，一切有益于现代人消除第三状态(亚健康状态)、增进身心健康的旅游活动都可归入健康旅游。

(2)罗明义认为康体旅游是指能够使旅游者身体素质得到不同程度改善的旅游活动。

(3)陶汉军认为保健旅游是以疗养或治疗疾病以及增进身体健康为主要目的的旅游。

(4)王兴斌认为健身康复型旅游是以康体健身、养生医疗为主要内容的旅游活动。

(5)薛群慧等认为健康旅游是一种以生态环境为背景、休闲养生活动为主题的专项旅游产品,也是利用中医养生、现代医学、心理疏导以及各种有益于身心的艺术、运动、学习等方式开展旅游健身的活动。

(6)Mueller 和 Kaufmann 认为健康旅游是指人们以维持和促进健康为目的外出旅行和停留所引发的一切关系和现象的总和。

(7)卡斯帕尔认为健康旅游是"旅途中的所有环节、经历和居住地点都要有利于保持或者改善身心健康状态。游客要求住在特殊的酒店内,能够接受有关健康的专业咨询并吸收个性化服务。游客要求旅游地能够提供所有的改善身心的服务,包括健身、美容、营养、食疗、放松、陶冶性情及精神放松和调解等"。

上述关于健康旅游的概念具有较高的一致性,都是从旅游者的角度来诠释健康旅游的定义的,即认为有利于提高和改善旅游者身体健康状况的旅游活动均可作为健康旅游,但在一致的基础上可以把上述概念划分为两个类型:

(1)过程说。过程说认为只要是在旅游过程中能够提高和改善旅游者身体健康状况的活动均是健康旅游,强调提高和改善旅游者身体健康状况只是旅游活动的结果。

(2)目的说。目的说认为只有以提高和改善身体健康状况为目的进行的旅游活动才是健康旅游,强调进行具有上述目的的旅游活动才是健康旅游。

过程说是广义上的健康旅游的概念,有助于人们认识旅游活动有促进身体健康状况的改善的作用,有利于旅游管理部门的宣传和促销;而目的说是狭义上的健康旅游的概念,有助于旅游企业开发健康旅游产品、活动和项目。

而从宏观上看,健康旅游不应该只强调提高和改善旅游者的身心健康,还应该包含以下几点:

(1)旅游目的要健康,健康旅游活动的目的不应只是注重感观的享受,更应强调自身素质和文化内涵的提高。

(2)旅游过程中的旅游行为要健康,不应破坏自然环境和地方文化。

(3)旅游效果要健康,既能够改善旅游者的身心健康,又能够促进地区自然和社会的健康发展。

本书认为过程说提出的健康旅游的概念更能够说明健康旅游的本质,既不片面强调旅游的目的性,又能够体现健康旅游的特点;既不刻意扩大健康旅游的范畴,又明确了健康旅游与其他类型旅游活动的区别。即健康旅游是旅游过程中能够提高和改善旅游者身体健康状况的旅游活动。

1.1.2 健康旅游的特点

学术界对健康旅游的研究大都从旅游发展的某一角度来论述,如从生态旅游、养生旅游、森林旅游、温泉旅游、运动旅游等研究角度来界定健康旅游及其旅游产品。对健康内涵的认识也仅仅局限于该领域的研究范围,健康旅游研究领域的边界也不够清晰。但综合各家研究之长,健康旅游的特点可以归纳为生态性、复合性、康复性、文化性、技术性、高收益性六大特征。

1. 生态性

生态性是指生物同环境的统一。在宏观水平,生物的个体与群体对环境条件的依赖性是绝对的,健康旅游各项活动的开展必须依赖特定的生态环境条件。比如,森林旅游要依靠森林、湿地和野生动植物资源;滨海健康旅游需要借助阳光、海洋、沙滩等环境条件;温泉旅游需要地热资源作为前提条件等。健康活动的开展,对生态环境依赖性强,要求较高。它通常是利用自然环境对健康的有利因素,让人们回归自然,以达到安抚身心的目的。森林健康旅游、温泉健康旅游、运动游憩旅游等健康旅游对生态环境的依赖性,都体现了健康旅游生态性的特点。

2. 复合性

健康旅游是将养生、医学、运动、心理疏导、美容、体验等元素注入旅游"食、住、行、游、购、娱"六大要素的复合型旅游产品,健康旅游产品必须依靠景区、酒店、旅行社、疗养机构、医院、休闲农业、林业等机构共同协作才能运作。因此,健康旅游具有产品复合性、资源复合性的特点。首先,健康旅游产品的复合性主要表现在以下三种形态中:第一种类型是在原有旅游业态中增加健康元素、项目,形成健康旅游线路、景区、住宿等产品,是旅游业内部融合的结果,如温泉、SPA、运动、餐饮、推拿等多种产品、多项活动的组合,它集休闲、度假、康体于一体;第二种类型是健康旅游业与其他行业的融合,是健康旅游与医疗、体育、农业、林业、养老等行业融合的结果,出现了兼具多个行业特征的新型复合旅游业态;第三种类型是上述两种产品的综合体,健康旅游产品是第一种和第二种类型健康旅游产品的结合,兼有两种产品的特征,但并不是简单的相加,而是在这两种产品基础上集成创新的结果。其次,健康旅游资源是由多种资源、多类服务、多项活动组合而成的结果，健康旅游是自然旅游资源和人文旅游资源结合的产物；也是旅游业和医疗资源、养老机构、休闲农业、文化产业等联动的结果。

3. 康复性

健康旅游能够使人们的亚健康状态得以改善，这已经被医学所证实。德国的克奈普治疗就是利用森林环境作为运动治疗的主要场所，它是运动治疗的五大支柱治疗法之一。森林浴被认为是走进自然，降低压力使身心合一的有效方法之一。森林浴对人体的心理健康效应是森林环境保健因子（空气负离子、植物精气、森林景观、气候舒适度）与森林游憩活动共同作用的结果。温泉健康旅游也是依托温泉，通过温泉对健康的有利影响，加上养生保健的方法，以达到健康的目的。户外游憩也是利用各种自然资源条件达到锻炼身体、减轻心理压力的目的。旅游者就是通过健康旅游方式达到身心健康的目的。

科学研究表明，郊外散步、爬山、看风景等健康旅游活动是一种“自清”运动，能把填塞的心理污染主动、积极的清除，提高人体免疫能力、抵抗能力和治愈能力，最终实现人体健康的目的。健康旅游能够改善人们的工作、生活质量，其最大功能是减轻人们的生活压力，使人们有机会放慢生活节奏，享受生活的乐趣，尽可能地接近自然，使内心安宁，从而提高工作效率。健康旅游不仅能促进游客在旅游过程中享受健康的旅游方式和环境，更能把健康理念植入到顾客的心里。健康身心正是旅游消费者享受旅游的本质追求。

4. 文化性

健康旅游具有浓厚的文化特征。健康旅游产品的创意设计素材、策划宣传推广手段、从业人员培训主题、健康环境营造等与养生文化、健康理念密切相关。就健康文化、中国养生文化而言，尽管它的研究对象是人体健康与长寿，但健康和长寿在人类社会中从来就不单单是人体本身的问题，而是与人们所处的社会生活及其自然环境有着千丝万缕的联系。所以，研究、探求健康和养生文化的基本特征，绝不能仅仅囿于人体生物模式之中，而必须结合社会文化、政治经济、哲学艺术等因素加以综合考察。健康旅游的文化性还体现在健康旅游产品和项目中都渗透着健康价值观、健康理念、健康环境等因素，进而强调从思维方式的层面唤起公众对健康的重视，从而影响其行为方式，达到改善公众健康的目的，并将这种健康素质提升的成果以文化形式固化并延续。

5. 技术性

健康旅游是一种人才密集、知识密集、技术密集、资金密集、风险密集、信息密集和产业密集的行业。是医药制造业、现代信息技术、公共软件服务与旅游业结合的产业。比如,通过医疗旅游,旅游者得到了医疗、保健服务,改善了健康状况;通过尖端体检旅游,旅游者预先知晓身体的现实情况,及时发现身体未来可能发生的问题,找到正确、预防性的诊疗方法,从而提高人们的健康水平;中医养生旅游,通过中医的诊疗技术,调理了旅游者的身体;进行森林浴、温泉健康旅游、户外游憩、园艺疗法等保健疗法,都需要养疗或医疗技术、保健手段,才能更好地使旅游者达到身心康复的目的。

6. 高收益性

健康旅游产品的价值分为主体价值和附加价值。其主体价值是指健康旅游的核心服务项目,如使旅游者获得健康的康复运动、生态养疗、休闲养生等;其附加值则是指健康旅游的辅助服务项目所带来的使旅游者获得额外满足的其他效用,如景区观光、购物、休闲与娱乐等活动。

健康旅游作为高收益产品,是投入产出比较高的旅游产品。通过增加健康技术含量、养生文化价值、高品质服务等,创造出的新价值比一般的旅游产品要高,所创造的价值就是满足旅游者更多、更高的健康旅游消费需求。一般而言,旅游者愿意支付等值的价格,从而为旅游企业带来高回报和高收益。健康旅游的重要组成部分——医疗旅游(将旅游和治病、疗养合为一体)已成为全球增长最快的一个新产业。目前,全球每年医疗旅游的游客数量大约为5 000万人次。据统计,一个医疗旅游者平均能带来1万美元的收益。2013年度全球的医疗健康旅游产业规模已经超过4 300亿美元,约占全球旅游产业经济总规模的14%,医疗健康旅游已被公认为是增长最快、附加值最高的新兴产业之一。

1.1.3 健康旅游的作用

西方国家很早就开始关注健康旅游。Taylor探索了旅游活动与健康的互动关系,Robyn Bushell对健康与旅游的关系表现出浓厚的兴趣,在健康与旅游环境设计、健康与活动组织等方面进行了研究。世界卫生组织(WHO)在南非实施“健康岛”研究项目,对健康旅游的实践进行深入讨论。世界旅游组织

(WTO)在《旅游业 21 世纪议程》中提出应该重视旅游构建健康生活的命题,倡导通过健康旅游减少旅游发展的负面影响、保护环境、使旅游可持续发展、让人们健康生活。随着人们生活水平的提高,旅游成为生活的必需,和强身健体结合起来提高人们身体素质,将更受人们的青睐。

1. 有利于国民素质提升

健康是最关键的国民素质,健康的国民素质是一个国家和民族兴旺发达的基石。随着社会、经济的快速发展,城市居民所面临的工作压力大、生活节奏快、营养不均衡、环境污染严重等问题,导致大量的城市居民身心疲劳、体质下降,长期处于亚健康状态。人们的身心健康成了关乎个人、家庭和国家的重大问题。健康的体质和健全的心智就成了人们追求的终极目标。健康旅游与服务在提高旅游者身体素质、减轻旅游者心理压力等方面,具有积极的促进作用。

2. 有利于生态旅游资源综合利用

在经济高速发展的今天,我们面临着人口老龄化、亚健康人群剧增、身心疾病增多等严峻挑战,迫切需要在合适的生态环境中,调整紧张的生活方式,培养新的休闲健康生活方式,进而改善身体状况,提高生活质量,更好地享受生活。从本质而言,开发健康旅游产品,在节能增效、环保方面比一般的旅游产品更具有优势。健康旅游能凸显生态环境对人体与心理健康的调节和改善作用,其产品可以对生态资源进行整合,使生态资源产生良好的经济效应、社会效应与生态效应。健康旅游将在生态旅游资源的综合利用方面开辟新的路径,因为健康旅游的开展可以促进资源的充分利用和共享。

3. 促进旅游业升级转型

国外研究表明,健康旅游具有很高的附加值,是一般服务项目收入的三倍以上,如医疗旅游是以医疗保健、康复、保养、休闲与养生为主题的旅游服务。据统计,全球医疗旅游市场约有 1 000 亿美元的规模。越来越多的人为了节省开支,选择到其他国家进行医疗保健、美容整形和牙科手术。因此,健康旅游具有就业容量大、创汇多、连带性强、环保等特点。近年来,作为一种健康旅游方式,已经展现出强大的市场潜力,成为继观光、休闲度假、体验旅游之后的一种全新旅游方式。

1.2 健康旅游的发展概况

世界卫生组织早在1947年就提出:健康不只是没有疾病,而是人们的身体、心理和社会适应力方面的良好状态。健康旅游则通过多种方式的放逸身心来达到心灵愉悦的目的,满足了人们对于身体和心灵健康的全方位需求。健康旅游主动顺应了人们旅游观念的改变和对健康的追求,拓展了旅游方式,丰富了旅游内涵。

1.2.1 国外健康旅游的发展概况

以旅游的方式促进健康其实不是一个新的概念。最早的健康旅游形式与温泉和河流相关,这些与温泉与河流相关的活动可以追溯到欧洲的新石器时代。古代,很多人会去附近的河流和温泉享受治疗和放松。不同国家的人都会在他们自己国家的一些著名的河流(如埃及的尼罗河、印度的恒河、中国的长江、约旦的约旦河)中沐浴,以洗涤和净化身体和心灵。中世纪,人们认为温泉和矿泉具有治疗疾病的作用。古罗马和英国人去英国的巴斯小镇泡温泉、矿泉以及喝一些泉水,他们相信这么做对健康有利,因此巴斯成为16世纪英国社会的养生度假区。16世纪,当Ponce de leon游历佛罗里达寻找年轻的源泉时,将健康旅游这个观念带入新世界。在18世纪和19世纪,在像巴登巴登这样的温泉小镇洗温泉浴在大西洋两岸都非常流行。

19世纪后期,城市中产阶级兴起,为了减少工业化带来的污染和拥挤对他们健康的不利影响,他们开始寻求海边或者山区的新鲜空气。1939年,美国一家名为“17.5美元一周,给你SPA和健康的隐居生活”(后发展为Rancho La Puerta)健康中心的开张,标志着健康旅游的新时代开始。到1958年,健康旅游生活观念向北扩展进入圣地亚哥地区,金门(Golden Door)诞生,它是一家以奢华的个人服务和成功的身心项目著称的奢华目的地SPA。20世纪早期,出现了健康农场(Health farms),强调塑形和健康饮食。

直到现代,SPA和度假区仍然吸引富人和名人,但由于交通和住宿变得更为便利,使得SPA、海滨度假区和矿泉吸引了日益壮大的大众旅游者(Baboock)。这些SPA和度假区的健康宗旨正好迎合了社会日益觉醒的健康意识。

国外对健康旅游的研究发展很快,推出了很多内容丰富的健康旅游产品,打造了一批健康旅游胜地。一些经济发展水平较高及旅游业比较发达的国家,很早就关注健康旅游。比如古巴的圣克拉拉市利用其埃尔盖亚海滨浴场含有丰富的矿物质,为游客提供沐浴设施,包括温泉浴、泥潭疗养浴和按摩治疗,还有减缓神经紧张的治疗和体操治疗。为了吸引更多亚洲游客尤其是来自中国的游客,德国2004年主打“文化”和“健康”两张旅游主题牌,确定“精彩水世界——德国的海洋、河流和湖泊”为2004年健康旅游主题的重要元素。

在亚洲,健康旅游的发展情况从2004年9月24日一篇名为《亚太市场吹起养生旅游风》的报道中可见端倪。此文报道了2004年在泰国曼谷举行的亚太旅游交易会的有关情况,此次会议的主题之一为高揭健康疗养风(Medical and health tourism)。泰国、印度、新加坡与马来西亚几个主要的亚洲旅游大国都大举结合观光部与健康部,推出专业养生之旅,指出健康旅游融合专业医疗、保健、SPA与度假于一身,必将成为新一波旅游体验。

1.2.2 国内健康旅游的发展概况

国内对健康旅游的关注可以以2003年“SARS”时间为标志。由于缺乏对旅游安全的研究,使得政府和业界仓促应战,花费了大量的财力和物力。中国因旅游安全研究的落后,付出了沉重的代价。据统计,花在“SARS”的专项资金达上百亿人民币。中国因旅游业的实践要求有与之相适应的旅游安全研究。“SARS”之后,国内开始关注健康旅游。如福建的武夷山提出“享受健康呼吸、享受健康饮食、享受健康运动、享受健康文化”为主要内容的健康旅游;湖南推出“十大健康旅游主题活动”;四川以九寨沟等旅游景点为基础,大力打造健康旅游;黑龙江省以“强身健体”为主题,推出系列“绿色健康游”路线;浙江省组织了“健康浙江万人游”活动;云南省推出“神奇迷人七彩云南,健康安全旅游地”的系列活动,实质上都是打“健康旅游”牌,并且收到了良好的效果。时任浙江省委书记的习近平在武义考察旅游业时指出,浙江发展生态旅游大有前途,特别是“非典”过后重新启动旅游市场时,要大力推荐生态健康旅游项目。2005年3月11日的《中国经济时报》报道了云南保山市的健康旅游发展情况,并认为健康旅游将成为21世纪旅游业的主基调;云南省保山市将投资100亿元,用3~5年的时间,将保山打造为以生态SPA和户外运动为主的健康旅游胜地,使之成为云南继昆明、西双版纳、大理、丽江之后的又一新兴旅游目的地。同年,国家旅游局将“十一”黄金周旅游目的地的目标制订为“健康、安全、秩序、质量”。

2005年1月,澳门进入建造健康城市实施阶段,当局承诺尽一切努力团结社会各界、改善社区环境、提高生活质量,致力将澳门发展成为美好、和谐的健康城市。

1.3 健康旅游的构成要素

1.3.1 健康旅游者

1. 健康旅游者的定义

“旅游者就是暂时离开常驻地,通过游览、消遣等活动,以获得精神上的愉快感受为主要目的的人”。从这一定义出发,根据健康旅游的本质,提出健康旅游者的定义:健康旅游者是指以维持和促进健康为目的,通过体检、医疗、康复、健康休闲和度假等活动以获得生理上、心理上健康的人们。

2. 健康旅游者的分类

根据年龄标准划分,健康旅游者可分为中青年健康旅游者和老年养生度假旅游者。

(1)中青年健康旅游者(25~60岁)

中青年健康旅游者主要指在大都市(经济发达地区)的人均消费较高的人群,特别是都市白领阶层,他们对于走出办公室去享受大自然是极为推崇的。这些白领阶层受教育程度多在大专以上,对于健康休闲、度假的需求很高,将会成为生态健康旅游的主力军。

(2)老年养生度假旅游者(60岁以上)

老年养生度假旅游者也称为银发族,他们身体大多有劳损、慢性疾病,所以对健康问题很重视,也是对养生、健康需求最强烈的群体。这些老年旅游者每年6~8月份到山清水秀的地方旅游,少则十天半月,多则一至两个月,而且往往是夫妻、亲戚、朋友结伴同行。

依据消费层次划分，健康旅游者可以划分为高端、中端、低端健康旅游者。

(1)高端健康旅游者

国内高端消费人群拥有相当的财富、身份和地位，是处于财富金字塔上层的那部分人群，他们或拥有雄厚的经济资源，或占据独特的优势资源，不断创造更多的物质财富。作为社会上层，他们拥有特质化的价值取向，主要表现在对健康、人文内涵、生态环境、私密性、服务等方面的特别关注，是高端、豪华型健康旅游产品的消费人群。

(2)中端健康旅游者

中端健康旅游者是一个新的阶层，其刚脱离为生存而奔走的状态，尽管手头有丰厚的可支配收入，但并没有达到富裕阶层的消费水平。他们对身份比较在乎和敏感，消费对中产阶级有超过物质满足的意义，他们更倾向于用消费加强身份和社会地位的归属感。同时由于部分人的身体出现了亚健康的状况，所以越来越多的中产阶级愿意为身心健康消费，加上他们对自己的生活品质也很重视，就成为中端健康旅游产品的重要消费群体。

(3)低端健康旅游者

低端健康旅游者包括农民、农民工、下岗工人等，他们组成庞大而复杂的低端健康旅游的消费者，但某种意义上，他们又是国内主流消费群体。由于支付不起昂贵的费用，经常退而求其次，只消费低端产品。他们也有健康旅游的需求和期待，也想通过健康旅游项目调整失衡的身心，但往往对高昂的健康旅游消费望而却步，只能选择价格低廉的农家乐旅游或者不需要买门票的景区、景点去休闲、娱乐。他们的消费更多地想证明自身的重要性，很多旅游企业针对其需要提供低端健康旅游产品，却得到相当丰厚的回报。可见，他们是健康旅游不可小觑的消费大军。

根据旅游目的划分，可分为休闲度假型健康旅游者、康复疗养型健康旅游者、自我实现型健康旅游者。

(1)休闲度假型健康旅游者

由于不健康的生活方式导致很多人处于亚健康状态，休闲度假旅游成为人们进行自我调节的重要手段，并逐渐成为健康旅游活动的主要形式。通过森林浴、温泉、户外游憩、滨海度假、养生文化休闲等来解除亚健康状态，已经成为旅游者的一种生活方式。如“滨海养生之都”墨西哥坎昆，它依托气候优势，发展滨海养生度假业，集气候养生、水疗养生、运动养生、海钓养生、海产食疗养生于一体。

(2)康复疗养型健康旅游者

康复疗养型健康旅游者以治疗、康复、体检、医疗养生、养老为目的,这种治疗或康复可以是生理上的。如瑞士蒙特勒在健康旅游这方面对人类有非常大的贡献——借助于羊胎素这样一个契机和资源,提供抗衰老治疗,主要针对各国的知名人士,这部分人的人均消费可超过百万美元。韩国首尔一条街的美容美颜机构,大概有两百家,为各国游客提供专业、优质的服务。

(3)自我实现型健康旅游者

自我实现型健康旅游者把健康旅游作为一种心理宣泄的理想出口和调节身体状况的理想活动,以探索未知世界、挑战身体极限、最大限度地发挥身体的潜能、追求惊险刺激为目的。自我实现是人们最高层次的需求层次,而探险旅游则是人们自我实现的一种有效形式。按照探险对象的不同,探险旅游包括登山探险、洞穴探险、峡谷探险、沙漠探险等项目。

1.3.2 健康旅游资源

自然界和人类社会凡能对旅游者产生吸引力,可以被旅游业开发利用,并可产生经济效益、社会效益和环境效益的各种事物现象和因素,均被称为旅游资源(引自国家旅游局2003年颁布的《旅游规划通则》)。根据这个概念,我们将健康旅游资源定义为:凡是自然界和人类社会能对健康旅游者产生吸引力,可以为旅游业开发利用,并可产生经济效益、社会效益和环境效益的各种事物现象和因素。健康旅游资源是旅游活动的客体,有广义和狭义之分。狭义的健康旅游资源是指有形的资源,包括有益健康的自然旅游资源和人文旅游资源;广义的健康旅游资源除有形的旅游资源外,还包括健康旅游服务、养生、文化、保健方式等。本书所指的健康旅游资源是广义的。

1. 自然健康旅游资源

国家旅游局2003年颁布的《旅游规划通则》规定,自然风景旅游资源包括高山、峡谷、森林、火山、江河、湖泊、海滩、温泉、野生动植物、气候等,可归纳为地貌、水文、生物、气候四大类。自然健康旅游资源也可照此分类。

(1)地貌健康旅游资源

例如山地,是指海拔在500米以上的高地,起伏很大,坡度陡峭,沟谷幽深,多呈现脉状分布。山地是开展户外运动、游憩等健康旅游活动的重要资源。

(2)水文健康旅游资源

例如温泉、滨海。温泉治病由来已久,温泉的药用价值是驱使不少健康旅游度假者前往度假的直接原因。温泉浴能对人体心脑血管系统、神经系统、免疫系统以及新陈代谢等产生有益的影响,适宜健康疗养、亚健康康复以及多种系统性疾病和职业病、皮肤病的辅助治疗和康复疗养。

滨海健康旅游资源是指滨海地带能激发旅游者健康动机,具备一定健康旅游功能和价值,可以改善旅游者身心健康的事物和因素,如滨海负离子、阳光、蓝天、沙滩、滩涂泥疗等,这些因素会让人豁然开朗,加上滨海可以为旅游者提供运动、休闲、观景等活动,会让人们从纷繁的都市生活和工作的高压中解脱出来。

(3)生物健康旅游资源

例如森林、花卉地、草原与草地。森林对人体的保健功能逐渐被人们认识,已成为最重要的健康旅游资源,因此,在森林旅游中一种以卫生、保健、疗养为目的的旅游形式正悄然兴起,主要表现为森林休闲和度假、森林疗养院等。

花卉地是指丛生花卉群落的空地、草原或灌木林、乔木林。利用花卉地可以开展多项园艺疗法、健康休闲活动。“都市第三空间理论”认为,现代都市除了提供居住(第一空间),以及各项产业活动(第二空间)的土地外,还必须提供户外休闲场所(即第三空间)供市民自由使用。这个第三空间,是让市民享受阳光与绿地。这一理论强调市民与自然和谐关系的重要性(东洋大学教授矾村英一)。这说明了都市中的人们能享受到脚踏泥土,仰望蓝天,享受阳光和鸟语花香已经成为健康生活的必要条件。

草原包括在较干旱环境下形成的以草本植物为主的植被地带。草地是生长草本和灌木植物为主并适宜发展畜牧业生产的土地。它具有独特的生态系统,是一种可更新的自然资源。草原与草地有着良好的生态环境,所以是健康旅游赖以开展的资源。

(4)气候健康旅游资源

例如避暑或避寒地。夏无酷暑、冬无严寒为特色的宜人气候,处于宜居纬度和拥有宜居气候的避暑或避寒地,拥有最“醇”之自然养生条件。全国四大避暑胜地——河北省秦皇岛市的北戴河、河南省信阳市的鸡公山、浙江省湖州市的莫干山、江西省九江市的庐山,都是健康旅游的理想旅游目的地。

2. 人文健康旅游资源

按照《旅游资源分类、调查与评价》(GB/T 18972—2003)人文旅游资源包括遗址遗迹、建筑与设施、人文活动、旅游产品。人文健康旅游资源也可按此大类分为建筑与设施健康旅游资源、人文活动健康旅游资源和旅游产品。

(1)建筑与设施健康旅游产品

①宗教与祭祀游憩区域。宗教与祭祀游憩区域是指进行宗教、祭祀、礼仪活动的地方。宗教具有调整人的心态、重塑道德价值、益智健身的功能,其在健康旅游中具有较大的开发潜力。

②康体游乐休闲度假地。康体游乐休闲度假地是指具有康乐、健身、休闲、疗养、度假等条件的地方。它可以满足人们追求舒适、体验、享受、健康的愿望,因而一些宁静祥和、空气清新、环境优美之地具有保健、疗养、游乐、休闲设施,是健康旅游活动赖以开展的条件。

③园林游憩区域。园林游憩区域是指运用工程技术和艺术手段,通过改造地形、种植树木花草、建造建筑物、布置园路等途径形成适宜游憩的地方。

④休闲农业。休闲农业是利用农业景观资源和农业生产条件,发展健康休闲、旅游的一种新型农业生产进行形态。在综合性的休闲农业区,游客不仅可以观光、采果、体验农作、了解农民生活、享受乡土情趣,而且可住宿、度假、游乐。

⑤医疗旅游资源。国内各地在环境优美的地方建有很多疗养院、体检中心和医院,这是健康旅游开展的有利条件,很多地方只要在软件或硬件上稍加改进就可以接待健康旅游者,可以达到对资源的综合利用。

⑥动物与植物展示地。动物与植物展示地是专门饲养动物或栽培植物供展览观赏的场所,也是人们接近自然的场所,对于人们的身心健康具有一定的促进作用。

(2)人文活动健康旅游资源

①文化活动。文化活动场所是进行文化活动、展览、科技普及的地方,具有丰富人们的文化精神生活、提升文化修养和素质的功能,是开展各种文化、娱乐、知识传播活动的重要设施,也是开展艺术疗法的重要场所。

②中国武术。中国武术其上乘功法以健身为宗旨,如太极拳是一种活络肌肉的运动;气功是一种自我身心锻炼的养生保健方法,通过调心(控制意识、松弛身心)、调息(均匀和缓、呼吸深长)、调身(调整身体姿势、轻松自然地运动肢

体)，使身心融为一体，百脉畅通，脏腑调和，达到强身保健的目的。

③文化旅游资源。文化旅游资源主要以“四大雅趣”——琴、棋、书、画为主，它们既是一种艺术，也是一种娱乐身心的形式。中国传统的琴、棋、书、画将艺术与感情交融在一起，人在艺术创作之中可活动筋骨、抒发情志、百脉疏通、气血调和、养神健形、延年益寿。

④中医养生旅游资源。中医养生旅游资源主要指养生文化提出的形神共养、协调阴阳、顺应自然、饮食调养、调和脏腑、通畅经络、节欲保精、益气调息等一系列养生原则，是中国养生学的理论基础和指导原则，同时针灸、按摩、推拿、火罐等养生活动具有医学的依据。中华民族几千年来对养生的探索与原理、方法的总结，形成丰富多彩的养生资源，为养生旅游产品与项目的策划提供了基础，也为发展养生旅游产业提供了平台。

(3)健康旅游商品

①土特产。土特产指某地特有的或特别著名的产品。广义的土特产，不仅包括农林特产，也包括矿物产品、纺织品、工艺品等。一般而言，土特产是指来源于特定区域、品质优异的农林产品或加工产品，可以是直接采收的原料，也可以是经特殊工艺加工的制品，无论是原料还是制品，其品质与同类产品相比，应该是特优的或有特色的。这些优质的土特产对于促进人体健康和增加营养都十分有益，因此会吸引不少健康旅游者前往目的地品尝。

②健康餐饮。健康餐饮是旅游六大要素之一，健康餐饮对维持机体正常的生理功能，促进人体身心发展、改善人们生活质量具有重要意义。所以，健康饮食也是健康旅游的重要吸引物。

③中药材及制品。中药主要由植物药、动物药和矿物药组成。因植物药占中药的大多数，所以中药也称中草药。中国各地使用的中药已达 5 000 种左右，把各种药材相配伍而形成的方剂，更是数不胜数。中草药已经成为旅游者喜欢的健康旅游商品。

1.3.3　健康旅游产品

健康旅游产品可分为三种类型：第一种类型是资源依托型产品，即这一类产品是在原有旅游业态中增加健康元素、项目，形成健康主题酒店、健康旅游景区、健康休闲农业区等健康旅游产品，它是旅游业内部融合、创新的结果；第二种是产业融合型产品，它是健康旅游业与医疗、体育、农业、养老等行业融合而出现的兼具多个行业特征的健康旅游产品;第三种类型是综合型健康旅游产品,它是资源依托型和产业融合型两种健康旅游产品的综合体,兼具两种产品的特征,但不是简单叠加,而是在这两种产品的基础上集成创新的结果。

1. 资源依托型健康旅游产品

此类产品是依托旅游资源或旅游原有业态,进行产品创新的结果。它利用森林公园、景区的温泉、滨海湖泊、河流、花园、草场等资源,开展森林浴、SPA、养生运动、园艺疗法等项目,形成森林健康旅游、温泉健康旅游、滨海健康旅游、户外游憩运动、园艺养生旅游等产品。如森林健康旅游是让人们沉浸在森林空气环境中进行的一种游憩活动,它主要通过人的肺部吸收森林植物散发出来的具有药理效果的植物精气和森林空气中浓度较高的空气负离子,达到改善身体状况的目的。深受人们喜爱的温泉健康旅游是让旅游者在温泉中得到生理的、心理的享受和康复活动,它是身心升华的一种旅游方式,如日本的温泉已经从单纯的洗浴观光功能演进到医疗保健功能,也因环境特性、温泉水质等的不同而衍生出不同类型的温泉保养地。

2. 产业融合型健康旅游产品

健康旅游产业的产业多样性决定了产业融合的必然趋势。从产业资源的供给看,它整合了医疗、养生、休闲农业、老年机构等资源,培育出的新型健康旅游产品有以下几类:

(1)医疗旅游产品

医疗旅游产品依托高水平医疗机构,为健康旅游群体提供集医疗、保健、预防、康复、养生于一体的个性化服务,同时利用专业的医疗资源为游客制订适合其需要的旅游项目和健身方式,如瑞士的抗老养生青春之旅、韩国的整形美容旅游、日本的体检旅游等。

(2)医疗休养康复旅游产品

医疗休养康复旅游产品是在现代医学、中医、营养、运动等结合的基础上,形成康复、疗养方案;也可适时推出休养旅游、康复旅游、中医中药旅游等健康旅游项目,将健康旅游与游览风景名胜相结合,使旅游者在休养、康复过程中能轻松自如、兴趣盎然地旅游。

(3)健康休闲农业旅游产品

健康休闲农业旅游产品凭借乡村优越的自然环境和休闲农业资源,在有条件的乡村中开展健康、养老旅游活动。如在山清水秀的浙江临安乡村地区，已经自发形成了养生旅游目的地。

(4)心理康复旅游产品

心理康复旅游产品依托心理咨询机构，开展心理疏导型休闲旅游活动，把健康旅游作为一种减压、调节心情的治疗手段和方式，让更多的人达到心理康复的目的，这对于那些讳疾忌医的人不失为一种比医院、心理门诊更容易接受的康复方式。

(5)老年保健旅游产品

老年保健旅游产品依托老年健康机构，整合相关资源，设立一个适合于开展医疗、康复、养生的老年健康旅游机构，为老年人特别是有特殊病和慢性疾病的老年人进行康复治疗，从而达到养生保健的目的。如美国的 CCRC (Continuing Care Retirement Community)社区涵盖了老年生活的各个部分，不仅兼顾了衣食住行，而且包括医疗健康、心理关照、自我价值再认识和社会生活等内在的需求，它营造的是老年人退休以后的健康生活方式。

3. 综合型健康旅游产品

综合型健康旅游产品是在上述两种健康旅游产品的基础上构建的，具有多重产品、多种产业的特征，是其与旅游业内部产品融合和多个产业结合的健康旅游产品。这类产品需要统一整合和协同发展的手段，摆脱在健康旅游产品研发和打造产业投资和空间分布、市场战略与营销、健康旅游产品体系、投资体系、功能体系、空间体系、市场营销体系中存在的诸多制约和束缚，使健康旅游发展在产品复合、空间复合、投资复合、功能复合、市场营销复合、品牌复合等方面实现高度一体化和系统化，并依靠这种复合型系统实现创新发展。如瑞士私立医院除了先进的诊疗技术、洁净的空气和水质外，还引入星级酒店标准的个性化服务，吸引国内外政要、世界名流都选择到瑞士体检或就医，“把治病变成一种享受和放松”，把医院、疗养、保健和度假四者结合到一起，这就是瑞士抗老健康旅游的新模式。

1.3.4　健康旅游效果

当今社会，人们对健康的追求不仅仅是没有疾病、体格强健，而是进入人体生理和心理的各个层面。健康意味着人体生理和心理各个方面处于良好状态，意味着周围生态环境的协调与平衡，健康是身体健康、心理健康、信仰健康等系列进程。

随着全球工业化、现代化、城市化程度的提高和老龄化程度继续加深，人类产生了很多身体和心理上的健康问题。旅游是修身养性之道，旅游有益于人的身心健康，能够对人的心理和身体进行疗养，从必然程度上缓解疾病。随着中国旅游业的持续健康快速发展，会有越来越多的游客通过健康旅游获得更好的医疗和康复条件。

人们常说的身体“亚健康”状态，就是一种介于健康与疾病之间的生理功能低下状态，在现代城市白领中表现尤为严重。显然，许多药物没法解决“亚健康”状态所有的问题，健康旅游是针对“亚健康”人群开出的一剂良方，是整合了生态与休闲的一种有益于身心健康的旅游形式。

2004 年 11 月 10 日，联合晚报刊登了一则“英国一对夫妻周游世界，竟然治愈癌症”的报道。一年前，英格兰律师韦德患上严重的冠心病，医院诊断已经没有任何治疗价值，更不幸的是，韦德妻子安妮也被确诊为晚期乳腺癌。医生预测，韦德和安妮夫妻只有三个月的存活期。当夫妻俩的生命进入倒计时，最后的心愿就是漫游世界。因而，二人将所有储蓄 4 万英镑交给旅行社，并签下乘坐豪华游轮漫游世界的旅行协议。

因此说旅游和健康互为表里。健康旅游适应了人们旅游观念的改变和对健康的追求，拓展了旅游方式，丰硕了旅游的内在，是旅游将来发展的一个方向，成为人们时尚的追求。享用健康，本质上是旅游业追求的核心价值。健康旅游是一种可持续的旅游发展理念，通过健康旅游发展，在满足旅游者身心健康需求的同时，让旅游地生态环境改善，包括促进自然环境和社会环境的改善，促进旅游地居民身心愉快，旅游地经济进入“循环经济”的发展阶段。

第2章　健康与旅游

2.1　健康概述

健康一直以来都是人类永恒的主题，正所谓“健康是1，事业、家庭、名誉、财富等是1后面的0”，健康虽然不是人生的全部，但没有健康就没有人生的一切。1986年，WHO在《渥太华宪章》中提出，应将健康看作日常生活的资源，也就是说，必须先有健康，才能实现我们工作、生活的方方面面。作为人生最宝贵的财富，健康是人生幸福的重要基石，人生圆满全系于“1”的稳固。健康不仅是促进人的全面发展的必然要求，也是经济社会发展的基础条件，是民族昌盛和国家富强的重要标志，也是广大人民群众的共同追求。WHO在《世界卫生组织组织法》中明确提出，“健康是人类的一项基本权利，各国政府应对其人民的健康负责。”

然而，随着经济社会的发展，生态环境被破坏、不良生活方式盛行等，对人们的身心健康影响日益严重，慢性疾病呈井喷式爆发，而有限的医疗资源与人民对健康的需求相差甚远。为了解决这一矛盾，国家提出以预防疾病为主作为医疗卫生的工作重点，倡导全民大健康。2016年8月19日至20日，全国卫生与健康大会在北京召开，习近平总书记出席会议，并提出要把人民健康放在优先发展的战略地位，全民健康是建设全面小康的重要前提，“健康中国”自此上升为国家战略。同年8月26日，中共中央政治局召开会议，审议通过了“健康中国2030”规划纲要，作为今后15年推进健康中国建设的行动纲领。“健康中国2030”规划纲要指出，要从广泛的健康影响因素入手，以普及健康生活、优化健康服务、完善健康保障、建设健康环境、发展健康产业为重点，加快推进健康中国建设。

健康旅游作为旅游业和健康产业的融合，即将步入一个全新的时代并迎来发展的黄金时期。旅游成为健康促进和健康维护的重要手段，要大力发展健康旅游,就有必要对健康的概念、标准和相关影响因素进行系统学习。

2.1.1　健康的概念内涵

1. 医学模式与健康观

随着时代的发展变迁,人们对医学整体的思维方式和处理医学问题的方式也在日益更新。医学模式自古至今经历了神灵主义医学模式、自然哲学医学模式、机械论医学模式、生物医学模式、生物－心理－社会医学模式。医学模式的转变过程,也是人们对健康的看法即健康观的演变过程。

根据传统的生物医学模式,一般认为“无病就是健康”,该定义的缺陷是忽视了人的社会属性和复杂的心理活动。而根据“生物－心理－社会”的现代医学模式,WHO 于 1948 年在其《宪章》中提出的健康定义是“健康不仅是没有疾病或虚弱,而且包括身体上、精神上和社会适应方面的完好状态”。躯体健康即生理健康,是指机体结构完好和功能正常。心理健康的含义有正确认识自我、正确认识环境和及时适应环境 3 个方面。社会适应能力也包括 3 个方面:个人的能力应在社会系统内得到充分的发挥;应有效地扮演与其身份相应的角色;个人的行为与社会规范相一致。这一健康观的积极意义在于更全面地考虑到人们的生物、心理与社会因素对健康和疾病的作用。

1990 年,WHO 将健康的定义内涵扩大到“躯体健康、心理健康、社会适应良好、道德健康”4 个维度,该定义是目前对健康较为完整的表述。道德维度的纳入,意味着健康不仅涉及人的体能方面,也涉及精神层面,即将道德修养作为精神健康的内涵,其内容包括健康者不以损害他人的利益来满足自己的需要,具有辨别真与伪、善与恶、美与丑、荣与辱等是非观念,能按照社会行为的规范准则来约束自己及支配自己的思想和行为。

随着健康观念的转变,人们对健康的需求和评价标准也随之不断更新拓展。为了便于大家在实践中进行对照,WHO 制定了衡量人体健康的十项具体指标和“五快三良好”标准,以供大家自我评价时参考。

十项具体标准如下:

(1)精力充沛,能从容不迫地应付日常生活和工作的压力而不感到过分紧张;

(2)处事乐观,态度积极,乐于承担责任,不挑剔;

(3)善于休息,睡眠良好;

(4)应变能力强,能适应环境的各种变化;

(5)能够抵抗一般感冒和传染病;

(6)体重适当,体态匀称,头、臂、臀比例协调;

(7)眼睛明亮,反应敏锐,眼睑不发炎;

(8)牙齿清洁,无空洞,无痛感,牙龈颜色正常,不出血;

(9)头发有光泽,无头屑;

(10)肌肉丰满,皮肤富有弹性,走路轻松有力。

上述十条标准中既有生理的内容,也有心理和社会的内容,后者虽不像前者那么具体明确,但包含的容量却非常大,相对也更难以拥有。一个人具有健康的身体,同时拥有健康的心理和社会性,才具有真正意义上的健康。

"五快"标准主要用于评价躯体健康,具体如下:

(1)吃得快

吃得快是指胃口好、不挑食、吃得迅速,表明你的内脏功能正常。这里的"吃得迅速"不是指狼吞虎咽,是指胃口好,吃什么都香,不感到难以下咽,吃东西一定要细嚼慢咽。

(2)便得快

便得快是指上厕所时很快排通大小便,表明你肠胃功能良好。

(3)睡得快

睡得快是指上床即能熟睡、深睡,醒来时精神饱满、头脑清晰,表明你中枢神经系统的兴奋、抑制功能协调,且内脏不受任何病理信息的干扰。

(4)说得快

说得快是指语言的表达准确、清晰、流利,表明你思维清楚而敏捷,反应良好,心肺功能正常。

(5)走得快

走得快是指行动自如,且转动敏捷,因为人的疾病和衰老往往是从下肢开始的。

"三良好"标准主要用于评价精神健康,具体如下:

(1)良好的个性

良好的个性是指性格温和,意志坚强,感情丰富,胸怀坦荡,心境达观,不为烦恼、痛苦、伤感所左右。

(2)良好的处世能力

良好的处世能力是指能客观观察问题,具有自我控制能力,故而能适应复杂的社会环境。对事物的变迁保持良好的情绪,常有知足感。

(3)良好的人际关系

良好的人际关系是指待人接物宽和,不过分计较小事,能助人为乐、与人为善。

“五快三良好”标准能够比较快速便捷地判断一个人的健康水平。

2. 影响健康的主要因素

健康是一个动态变化的过程,从健康到疾病是一个连续谱,影响健康状态变化的因素广泛而复杂,根据其特点一般可以归纳为四大类:环境因素;心理、行为生活方式;医疗卫生服务;生物遗传因素。

(1)环境因素

环境因素不仅包括各种物理、化学、生物等自然环境因素,还包括政治制度、经济水平、职业、教育、文化、信仰、风俗等社会环境因素。

(2)心理、行为生活方式

心理包括智力、情绪和精神;行为生活方式主要包括营养、个人卫生习惯、生活嗜好(吸烟、饮酒)、体育锻炼、消费观念等。

(3)医疗卫生服务

医疗卫生服务包括医疗、预防、康复机构和社区卫生服务机构等医疗卫生资源设施的分配和利用,医疗保障制度、卫生服务的可及性及其服务质量、卫生监督监测等。

(4)生物遗传因素

生物遗传因素包括家族遗传史、个人遗传因素、自身免疫状况、先天性缺陷或伤残。人体的基本生物学特征是健康的基本决定因素,遗传的素质影响不同个体的健康问题和疾病状况。

经 WHO 研究统计发现,在以上四类因素中,对健康影响程度最大的是心理、行为生活方式,占到了 60%,其他三类依次为环境因素 17%,医疗卫生服务 8%、生物遗传因素 15%。其中,环境与健康、营养与健康、运动与健康、心理因素与健康四个方面,是实现健康产业与旅游产业深度融合的主要交叉点,因此下文将对上述四个模块进行具体阐述。

2.1.2　环境与健康

人类与环境既相互联系、相互依存,又相互制约、相互适应。随着人类社会的发展和进步,人类不仅为了生存而适应环境,更是在不断开发利用和改造着环境。人类大规模的生产和生活活动对环境施加了巨大的影响,随着工业化、城镇化进程的加快与产业结构的调整,生态破坏、环境污染、气候变化等问题日益突出。与此同时,日益恶化的环境也对人类的生存和健康构成严重威胁和危害。因此,保护环境、维持生态平衡迫在眉睫。正如习近平总书记指出的"我们既要绿水青山,也要金山银山。宁要绿水青山,不要金山银山,而且绿水青山就是金山银山。"可见,保护生态环境也就是保护生产力,良好的生态环境是健康和长寿的基本条件,我们要像对待生命一样对待生态环境。

1. 环境的分类

人类生存的环境是由各种物质因素和非物质因素所构成的一个复杂系统。环境的概念随着分类方法的不同而不同,按照其因素属性和系统构成,可将人类环境划分为自然环境和社会环境。

(1)自然环境

自然环境又称物质环境,是指围绕人类周围的客观存在的各种自然因素的总和,如空气、食物、阳光、水、土壤、其他物种等,它们都是人类和其他一切生物赖以生存的物质条件。通常把这些因素划分为包括大气圈、水圈、土壤岩石圈、生物圈等自然圈。根据环境是否受过人类活动的影响,自然环境又可分为原生环境和次生环境。

①原生环境是指天然形成的,未受或少受人为因素影响的环境。其中大多数是对机体健康有利的因素,如新鲜空气、化学组成正常的水和土壤、充足的阳光、适宜的微小气候、食物及绿化植被等。但天然的也未必都是有利的,有些原生环境也会对人体健康产生不利的影响,如原始森林中的森林脑炎病毒可引起人类感染森林脑炎;由于地球表面化学元素分布不均导致人类发生地球化学性疾病;地质灾害和气象灾害。

②次生环境是指在人为活动影响下形成的环境,如城市、村镇、农田、园林、矿山、车站、港口、机场、公路等。人类在改造环境及开发利用自然资源的同时,一方面给人类的生存和健康提供了良好的物质条件;另一方面也对原生环境施加了影响,破坏了生态平衡,造成环境污染,严重威胁着人类生存、健康。

(2)社会环境

社会环境指人类生产、生活和社会交往等活动过程中建立起来的人工环境,它由非物质因素组成,包括社会的政治、经济、文化、人口、风俗习惯等。社会环境不仅直接对人的健康造成影响，还可通过影响自然环境和人们的心理环境间接影响人体健康，因此社会环境对人类健康的影响也越发突出。

2. 生活环境与健康

生活环境是与人类生活密切相关的各种自然条件和社会条件的总体。人类的生活环境存在各种各样的环境因素，包括有益因素和有害因素，这些因素常以其固有的特性通过空气、水、食物和土壤等环境介质作用于人体，对人的健康产生影响。这里主要介绍大气和室内环境、饮用水环境、土壤及地质环境与健康的相关内容。

(1)大气和室内环境质量与健康

大气是生活在地球上的生命体的必需物质，人类通过呼吸与外界进行气体交换，从空气中吸收氧气，呼出二氧化碳，以维持生命活动。因此，空气的清洁度及其物理、化学和生物学特性与人类健康密切相关。

①大气的化学组成及卫生学意义　自然状态下的大气是由混合气体、水汽和悬浮颗粒组成的。除去水汽和悬浮颗粒的空气称为干洁空气，是无色、无臭、无味的混合气体，其主要成分为氮气 78.10%、氧气 20.93%、氩气 0.93%、二氧化碳 0.03% 及微量的氖气与氦气。当大气中氧气含量降至 15% 以下时，人类即会呼吸困难；当降至 10% 时，将影响机体代谢，思维活动明显减退；当降至 7% 以下时，即可危及生命。人体各器官对缺氧的耐受不同，最敏感的是大脑，在缺氧 4～6 分钟就会出现不可逆的病变。

②大气的物理性状及卫生学意义　大气的物理性状包括太阳辐射、气象因素、室内小气候和空气离子等。

a. 太阳辐射是地球上光和热的源泉，是产生各种天气现象的根本原因。太阳光谱由紫外线(波长 200～400 nm)、可视线(波长 400～760 nm)和红外线(波长 760 nm～1 mm)组成。太阳辐射的波长不同，生物效应亦不同，波长越短，生物学效应越强。

按不同波长紫外线的生物学作用可分为 3 段，即 UV－A(320～400 nm)、UV－B(275～320 nm)和 UV－C(200～275 nm)。其中，UV－A 段具有色素沉着作用；UV－B 段具有红斑作用、抗佝偻病作用和提高机体免疫功能；UV－C 段具有明显杀菌作用，可用于物体表面、水和空气的杀菌消毒。适量的紫外线照射对人体是有益的，但过强的紫外线照射可致日光性皮炎、光电性眼炎、白内障、甚至皮肤癌等。

可见光是人类视觉器官感受到的光线，能提高视觉功能和改善机体的新陈代谢，并具有镇静作用，是生物生存的必需条件。适度的可见光可预防眼睛疲劳和近视，提高情绪和工作效率，但光线过强或过弱可使视觉器官过度紧张而易引起疲劳。

红外线的主要生物学作用基础是热效应。适量的红外线照射可促进机体新陈代谢、细胞增生，并具有消炎和镇静作用。过量照射可引起中暑、皮肤烧伤和视网膜灼伤、白内障等疾病。

b. 气象因素包括气温、气湿、气流、气压等因素，这些因素综合作用于机体，影响机体新陈代谢、体温调节、心血管功能、神经功能、免疫功能等多种生理活动。适宜的气象因素使人感到舒适，使机体处于良好状态，对健康有促进作用。但不良的气象条件，如严寒、酷暑、高温、气压异常、暴风雨等异常变化超出机体代偿能力，可引起机体抵抗力降低，导致多种疾病发生，如诱发心脑血管疾病、呼吸系统疾病和关节疾病等。

c. 室内小气候是指室内环境（或建筑物内）的气候，主要由气温、气湿、气流和热辐射四个气象因素组成。住宅室内小气候与人类健康关系密切，维持机体的温热平衡或体温调节机能处于正常状态，则室内气温、气湿、气流等气象因素必须满足一定的卫生要求。

d. 空气离子是指空气中的气体分子（如氮、氧）在某些外界因素作用下形成的带电荷的正、负离子，该过程称为空气的离子化。宇宙射线，阳光紫外线或雷电、海浪、瀑布的冲击，人工电场等都可使空气离子化，降低空气中的微生物和灰尘。气体分子脱去外层电子、生成带有正电荷的正离子（阳离子），游离的电子与另一个中性分子结合成为带负电荷的负离子（阴离子）。每个离子可吸附周围的 10 ~ 15 个中性气体分子，形成直径较大、质量较轻的离子称为轻离子（n^+/n^-）。部分轻离子与空气中悬浮颗粒物或水滴结合形成重离子（N^+/N^-）。轻、重离子对人体健康影响不同，新鲜的清洁空气中轻离子浓度高，污染的空气轻离子浓度低。因此空气重、轻离子的比例，可用于评价空气清洁新鲜程度。大气中适宜浓度的阴离子对机体有镇静、催眠、镇痛、镇咳、降压、促进食欲、提高工作效率等有利作用。而空气阳离子的作用则相反，会引起失眠、烦躁、头痛、血压升高等。一般树林、海边、公园等自然环境中阴离子较多，对机体健康有利。目前，我国提出清洁空气中负离子数目要求在 10^3 个/cm^3 以上，重、轻离子比值应小于50。

(2)饮用水与健康

水是生命之源,是一切生命过程必需的基本物质。成人体内水约占体重的65%,婴幼儿约占70%,新生儿可达80%左右。成人每日生理需水量为2~3 L。机体的一切生理、生化活动都需要水的参与,是构成细胞和体液的重要成分,可调节体温,维持体温稳定;胸腔、胃肠道和关节部位的水,对器官、关节、肌肉等有缓冲、润滑、保护作用。水与人类的日常生活关系密切,在保持个人卫生、改善居住环境和促进健康等方面有着重要意义。

水在地球上分布很广泛,约占地球总面积的70%。总储水量约为138.6×10^8亿立方米。地球上的淡水总量仅约为3.5×10^8亿立方米,且分布不均匀。我国人均水资源约为世界人均水资源的1/4,是全球人均水资源最贫乏的国家之一。而且我国的江、河、湖泊、水库等水域普遍受到不同程度的污染,水资源的严重污染,加剧了水资源的贫乏,饮用水安全问题受到严重影响。

天然水资源一般分为降水、地表水和地下水三大类。降水主要指雨、雪、冰雹,特点是水质较好、矿物质含量较低,但在收集与保存过程中易被污染。地表水主要包括江河水、湖泊水、水库水等。地面水以降水为主要补充来源,与地下水也有相互补充关系。其水量和水质受流经地区地质状况、气候条件、人类工农业生产活动的影响较大。特点是水质一般较软,含矿物质较少,水浑浊或带色,细菌含量高,水量大,取用方便,溶解氧高,自净能力强但易受污染。地下水是指循环在地壳岩层的水,由降水和地表水为补充来源。与地表水相比,地下水的水质较好,感官性状良好,有机物和细菌含量少,水的硬度较高(含矿物质多),自净能力较差但少被污染。地下水可分为浅层地下水、深层地下水和泉水,其中深层地下水是生活饮用水的最好来源。

适宜饮用的生活饮用水应符合下列四项基本卫生要求:

①感官性状良好。饮用水应透明、无色、适口而无异味,无任何肉眼可见物。生活饮用水应经净化处理以除去水中杂质。

②流行病学安全。饮用水不得含有病原微生物和寄生虫卵,不发生和传播介水传染病。生活饮用水应经消毒处理以杀灭水中的病原微生物。

③化学组成安全。饮用水应含有适量人体必需的微量矿物质,而有毒、有害化学物质及放射性物质的含量应控制在安全范围内,以防止急性、慢性及任何潜在性危害。

④水量充足,取用方便。饮用水应该取用便利,水量应该能满足居民需要。

为保证饮用水安全,保护人民身心健康,各国政府都十分重视饮用水水质卫生标准的制定。目前,我国现行标准为2006年底制定的新版《生活饮用水卫生标准》(GB 5749—2006),共包含106项水质标准,分为常规指标和非常规指标。常规指标是常见的或经常被检出的项目,反映生活饮用水水质基本状况的指标,共38项,分为4组,分别为微生物学指标、毒理学指标、感官性状和一般化学指标、放射性指标。其中微生物学指标是为了保证水质在流行病学上的安全;毒理学和放射性指标是为了保证水质对人体健康不产生毒性和潜在危害;感官性状和一般化学指标主要是为了保证生活饮用水的感官性状良好。此外,除上述4组常规指标外,还规定了饮用水消毒剂常规指标,共4项,分别为氯气及游离氯制剂、一氯胺、臭氧和二氧化氯。非常规指标则是不常见的、检出率比较低的项目,是根据地区、时间或特殊情况需要制订的指标,共64项。

(3)土壤及地质环境质量与健康

土壤是指陆地表面具有肥力、能够生长植物的疏松表层,厚度一般在2 m左右。土壤是自然环境的重要组成部分,是人类赖以生存和发展的物质基础。土壤不但为植物生长提供机械支撑能力,还能为植物生长发育提供所需要的水、肥、气、热等要素。土壤处于大气圈、水圈、岩石圈和生物圈的过渡地带,是结合环境各要素的枢纽,是陆地生态系统的核心及食物链的首端,同时又是许多有害废弃物处理和容纳的场所。土壤具有一定的环境容量,可以承载一定的污染负荷,但污染物一旦超过土壤的自净能力将会引起土壤污染,进而影响土壤中的动植物,通过生态系统食物链危害人类健康。另一方面,土壤中的化学元素和有害物质可以向大气、水体和生物体内迁移,间接危害人类健康。

人体内的化学元素与地质环境中的一些元素保持动态平衡。不同地区的地形、地貌、成土母岩性质和气候的不同,使得地壳表面的化学元素分布不均衡,造成一些地区的土壤、水、空气中某些化学元素过多或缺乏,影响到该地区人群对化学元素的摄入量。地壳中化学元素的分布不均衡,使某些地区的环境介质中某些元素过多或过少,当地居民通过饮水、食物等途径摄入的这些元素过多或过少,超出机体的适应范围而引起的特异性疾病,称为生物地球化学性疾病。由于这类疾病具有明显的地区性分布特点,又被称为地方病。如山区、丘陵地带的土壤、饮水、农作物、蔬菜中含碘较低,多有碘缺乏病的流行。我国常见的地方病包括碘缺乏病、地方性氟中毒、地方性砷中毒及与元素硒相关的生物地球化学性疾病。

3. 环境污染及其对健康的影响

环境污染是指人类活动或自然因素产生大量的污染物排入环境，超过环境的自净能力，造成环境质量下降，扰乱生态平衡，对人类健康产生直接、间接或潜在的危害。按照环境要素，环境污染可分为大气污染、水体污染和土壤污染等。环境污染以人为污染为主，严重的环境污染叫公害，由公害引起的区域性疾病叫作公害病。历史上曾发生过数十起公害事件，如日本的水俣病、痛痛病，英国伦敦酸雾事件，美国洛杉矶光化学烟雾事件等。

环境污染物是进入环境引起污染的物质，根据其属性，可分为物理性污染物、化学性污染物和生物性污染物，其中化学性污染物占所有环境污染的80%～90%。环境污染物主要来源于生产性污染（废气、废水、废渣等）、生活性污染（污水、垃圾、粪尿等）、交通性污染（石油制品燃烧产物）及其他污染（建筑工地、通信设备、生产事故爆炸、战争等）。

环境污染物可通过呼吸道、消化道、皮肤三种途径进入机体，当环境污染物的影响超过了机体对环境的适应能力时，就会损害机体健康，出现疾病甚至死亡。其危害性质和程度取决于污染物的理化性质、暴露剂量和时间以及生理状态、年龄、性别、遗传因素和营养状况等个体易感性因素的影响。

环境污染对健康的损害是一种复杂的多因多果关系，可产生急性危害作用、慢性危害作用和远期作用等。急性危害作用多发生于大气污染烟雾事件、过量排放、生产事故性排放等，环境污染物在短时间内急剧增高，大量进入环境，使暴露人群在短时间内出现不良反应、急性中毒甚至死亡。慢性危害是环境污染物长期低剂量反复作用于机体所产生的危害，包括非特异性影响、慢性疾患、持久性蓄积危害以及远期作用（即致癌、致畸、致突变，三致作用）。

2.1.3　营养与健康

"民以食为天"，为了维持生命、健康以及从事各种生产、生活活动，人类必须从食物中获取机体所需的各种营养素。合理的营养能促进生长、利于发育、防治疾病、保证健康。而营养素摄入不足、过量或营养素比例不当均能使人体处于亚健康甚至疾病状态。食品从种植、养殖到生产、加工、贮存、运输、销售、烹调的各个环节，均可能受到某些有害物质的污染，影响食品的营养性和安全性，危害人体健康。因此，合理的膳食搭配和安全卫生的食品，对于维持人体正常的生理功能、生长发育、促进健康、预防疾病至关重要。

1. 营养与营养素

营养,从字义上看就是谋求养生的意思,具体是指人体通过摄取、消化、吸收、利用食物中的营养物质,以构建机体组织、满足自身生理需要的生物学过程。营养素则是指食物中含有的能维持生存、促进机体生长发育等一切生命活动和过程的化学物质。人类必须每日从外界环境摄入必要的物质,除空气和水外,还要通过各种食物组成的膳食,获得人体所需的各种营养素,以满足机体的正常生长发育,新陈代谢和工作、劳动的需要。根据化学性质和生理作用,人体所需的营养素可概括为六大类,包括蛋白质、脂类、糖类、矿物质、维生素和水。其中蛋白质、脂类、糖类可在体内通过氧化分解而产生热量,且机体需要量比较大,故被称为产能营养素或宏量营养素。机体对矿物质和维生素的需要量较少,被称为微量营养素。

蛋白质是机体细胞、组织和器官及生理活性物质(酶、激素、免疫物质等)的重要构成物质,是一切生命的物质基础,没有蛋白质就没有生命。人体内的蛋白质始终处于不断水解和不断合成的动态平衡中,以此达到组织蛋白质更新和修复的目的。

蛋白质的基本构成单位是氨基酸,由碳、氢、氧、氮等元素组成,有些蛋白质还含有硫、磷、铁等其他元素。构成人体蛋白质的氨基酸有20多种,其中有8种为必需氨基酸(婴儿为9种),即在人体内不能合成或合成速度不能满足机体的需要,必须从食物中直接获得的氨基酸,包括蛋(甲硫)氨酸、缬氨酸、赖氨酸、异亮氨酸、苯丙氨酸、亮氨酸、色氨酸、苏氨酸和组氨酸(婴儿必需氨基酸)。其余的为非必需氨基酸,可在人体内由其他氨基酸转变而来。

按照食物蛋白质必需氨基酸的种类和数量将蛋白质分三类:

(1)完全蛋白质

完全蛋白质也称优质蛋白质,所含的必需氨基酸种类齐全,数量充足,比例适当。这一类蛋白质不但可以维持人体健康,还可以促进生长发育,如奶、蛋、鱼、肉中的蛋白质。

(2)半完全蛋白质

半完全蛋白质所含氨基酸种类齐全,但其中某些氨基酸的数量不能满足人体的需要。它们可以维持生命,但对生长发育的促进作用较小,如小麦中的麦胶蛋白含赖氨酸很少。

(3)不完全蛋白质

不完全蛋白质缺少一种或数种人体必需氨基酸,仅摄入这类蛋白既不能维持人体健康,也不能促进生长发育,如肉皮中的胶原蛋白。

在营养学上,主要通过食物蛋白质含量、消化吸收程度和被人体利用程度三个方面进行蛋白质的营养评价。

脂类包括中性脂肪和类脂,前者主要是甘油及脂肪酸,后者包括磷脂、糖脂和类固醇等。脂肪酸可按其饱和程度分为饱和脂肪酸、单不饱和脂肪酸和多不饱和脂肪酸,三者的最佳比例是1∶1∶1。也可按脂肪酸的空间结构分为顺式脂肪酸和反式脂肪酸。脂肪的主要作用有:储存、供给能量;促进脂溶性维生素吸收;为机体提供必需脂肪酸(如多不饱和脂肪酸包括亚油酸和α-亚麻酸);组成机体细胞特定结构并赋予细胞特定生理功能;改善食物感官性状、增进食欲、维持饱腹感和维持体温,防止脏器、组织震动受损。

脂肪主要来源于动物的脂肪组织和肉类(多为饱和脂肪酸,但鱼类为多不饱和脂肪酸,二十碳五烯酸(EPA)、二十二碳六烯酸(DHA)主要存在于鱼贝类食物中)以及油料植物、粮谷(多为多不饱和脂肪酸,但椰子油、棕榈油、可可油为单不饱和脂肪酸)中。亚油酸普遍存在于植物油中,α-亚麻酸在豆油、亚麻籽油、麻油、苏子油以及绿叶蔬菜中含量较多。磷脂则在蛋黄、肝脏、大豆、麦胚和花生中含量较多。

糖类是单糖、双糖、寡糖、多糖的总称,由碳、氢、氧3种元素组成,由于它所含的氢氧的比例和水一样为2∶1,故称为碳水化合物。糖类可分为可以被人体消化吸收与利用的糖类(即可利用的碳水化合物)和不能被消化吸收,但对人体有益的非淀粉多糖(即膳食纤维)。前者是人体的必需营养素,后者是人体膳食的必需成分,两类碳水化合物对人体健康都具有重要意义。糖类具有供给能量、参与重要生理功能,节约蛋白质和抗生酮及增强肝脏的解毒功能。其中膳食纤维具有增强肠道功能、防止便秘、降低血液胆固醇含量、预防心血管疾病、减慢血糖生成、预防糖尿病、控制体重、利于减肥等作用。

膳食中淀粉的来源主要是粮谷类和薯类食物。粮谷类一般含碳水化合物60%~80%,薯类中碳水化合物含量为15%~29%,豆类中碳水化合物含量为40%~60%。单糖和双糖的来源主要是蔗糖、糖果、糕点、甜味水果、含糖饮料和蜂蜜等。碳水化合物供能占总热能的55%~65%,且精制糖占总热能的比例小于10%。

在人类长期的进化过程中,人体组织内几乎含有自然界存在的各种元素,而且与地球表层的元素组成基本一致，这些元素中，有 20 种左右是人体必需的。体内各种元素，除碳、氢、氧、氮主要以有机化合物形式存在外，其余元素无论含量多少统称为无机盐。无机盐分为两类，占人体重量 0.01% 以上的钾、钠、钙、镁、磷、硫和氯 7 种为常量元素；占人体重量的 0.01% 以下的铁、锌、铜、碘、硒、锰、钴、氟、钼、铬、镍、锡、硅和钒等 14 种为微量元素。其中，钙是构成骨骼和牙齿的主要成分，神经与肌肉活动、凝血过程等生理过程也需要钙的参与，其主要来源是奶及奶制品、虾皮、海带、发菜、豆及豆制品。铁是构成血红蛋白、肌红蛋白、细胞色素 A 及某些呼吸酶的成分，参与氧气和二氧化碳的运输，其主要来源是动物肝脏、全血、黑木耳、海带、肉类、鱼类等。锌是酶的组成成分和激活剂，在各种生理过程中作用广泛，其主要来源是动物肝脏、牡蛎、龙虾、坚果等。

维生素是一类人体不能合成或合成数量不能满足生理需要，但又是机体正常生理代谢所必需，且功能各异，必须由食物供给的微量低分子有机化合物。按照溶解性，可分为水溶性维生素（B 族维生素和维生素 C）和脂溶性维生素（维生素 A、D、E、K）。维生素有多种命名方法，按发现顺序是以字母命名；按化学结构则有视黄醇、硫胺素、核黄素、烟酸等；按功能则有抗干眼病维生素、抗脚气病维生素等。各类维生素的作用及主要食物来源详见表 2－1。

表 2－1　维生素的作用及主要食物来源

溶解性	种类	作用	食物来源
水溶性	维生素 B_1	参与糖类代谢，维持神经、肌肉、心肌的正常功能	谷物、豆类、坚果、牛奶、家禽
	维生素 B_2	参与体内物质氧化，促进生长发育	动物内脏、瘦肉、豆类、乳类
	维生素 B_3	保持皮肤健康及促进血液循环，维持神经系统正常功能	黄豆、香菇、黑米、绿叶蔬菜、肝、蛋
	维生素 B_{12}	维持机体正常造血功能	肝、肉、蛋、鱼、奶
	叶酸	细胞生长繁殖必需，促红细胞成熟	绿叶蔬菜、肝、肾、肉、鱼、乳类
	维生素 C	胶原蛋白的合成，抗氧化，治疗坏血病，预防牙龈萎缩、出血	水果、绿叶蔬菜、番茄、马铃薯
脂溶性	维生素 A	维持正常视觉，促进生长发育，维持上皮组织黏膜完整性	胡萝卜、鱼油、绿叶蔬菜、蛋黄、肝脏
	维生素 D	调节钙、磷代谢，促进骨质更新	鱼肝油、奶制品、动物肝脏
	维生素 K	参与凝血过程，促进骨骼代谢	绿叶蔬菜、豆类、蛋黄
	维生素 E	抗氧化、抗衰老、防癌，促进生育能力	植物油、蛋、肝

2. 合理营养与平衡膳食

(1)合理营养

合理营养是指全面而均衡的营养,包括两方面内容:一是满足机体对各种营养素及能量的需要;二是各营养素之间比例适宜。合理营养是健康的物质基础。

(2)平衡膳食

平衡膳食是指膳食所提供的能量及营养素在数量上能满足不同生理条件、不同劳动条件下用膳者的要求,并且各种营养素之间比例适宜的膳食,故也称为合理膳食。平衡膳食是实现合理营养的根本途径。

3. 平衡膳食的基本要求

(1)合理的食物搭配

选择食物多样化,合理配餐,做好粗细搭配、荤素搭配、色彩搭配,保证满足机体对能量和各种营养素供给量,且比例合理。

(2)食物应无毒、无害

食物应新鲜、清洁,食品中有害微生物、农药残留、食品添加剂及其他化学物质等各项指标要符合国家食品卫生标准规定,食物食用后不应对人体造成任何毒副作用。

(3)科学的烹调加工

科学的烹调加工可提高食物消化吸收率,减少食物中营养元素的损失,减少有害物质的产生;使食物有良好的感官性状,促进食欲。

(4)合理的膳食制度和良好的进食环境

一日三餐应定时、定量,且热能分配比例恰当,进餐环境应舒适、安静、卫生。

4. 中国居民膳食指南

为了指导居民合理选择食物,科学搭配食物,吃的营养、健康,从而增强体质,预防疾病,各国政府都积极地根据本国的食物特点和居民饮食习惯制定了膳食指南并用生动形象的图像进行展示。中国于1989年首次发布了《中国居民膳食指南》,1997年、2007年进行了两次修订发布,目前最新版为2016年5月发布的《中国居民膳食指南(2016)》。该指南由一般人群膳食指南、特定人群膳食指南和中国居民平衡膳食实践 3 部分组成。中国居民平衡膳食宝塔，如图 2－1所示。

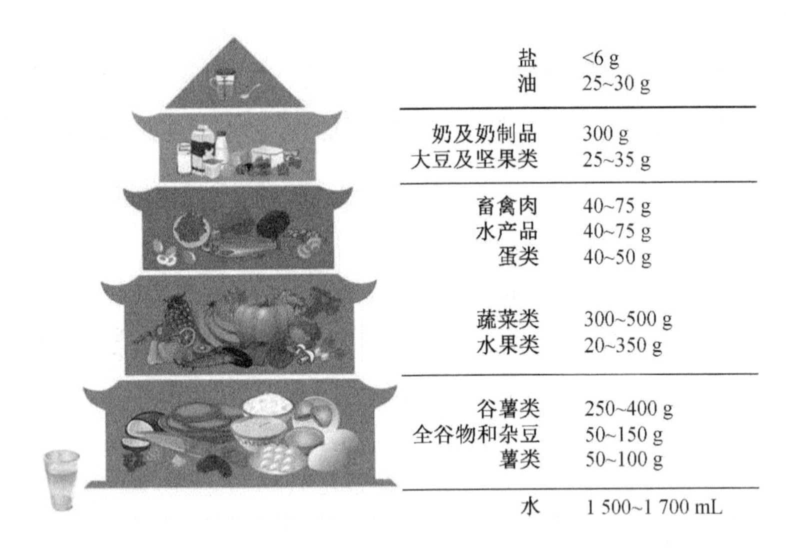

图 2－1　中国居民平衡膳食宝塔

一般人群膳食指南适用于 2 岁以上健康人群，提出了 6 条核心推荐，具体如下：

(1)食物多样，谷类为主

①每天的膳食应包括谷薯类、蔬菜水果类、畜禽鱼蛋奶类、大豆坚果类等食物。平均每天摄入 12 种以上食物，每周 25 种以上。

②每天摄入谷薯类食物 250～400 g，其中全谷物和杂豆类 50～150 g，薯类 50～100 g。

食物多样、谷类为主是平衡膳食模式的重要特征。

(2)吃动平衡，健康体重

①各年龄段人群都应天天运动，保持健康体重。

②食不过量，控制总能量摄入，保持能量平衡。

③坚持日常身体活动，每周至少进行 5 天中等强度身体活动，累计 150 分钟以上；主动身体活动最好每天走 6 000 步。

④减少久坐时间，每小时起来动一动。

(3)多吃蔬果、奶类、大豆

①蔬菜水果是平衡膳食的重要组成部分,奶类富含钙,大豆富含优质蛋白质。

②餐餐有蔬菜,保证每天摄入300~500 g蔬菜,深色蔬菜应占1/2。

③天天吃水果,保证每天摄入200~350 g新鲜水果,果汁不能代替鲜果。

④吃各种各样的奶制品,相当于每天液态奶300 g。

⑤经常吃豆制品,适量吃坚果。

(4)适量吃鱼、禽、蛋、瘦肉

①鱼、禽、蛋和瘦肉摄入要适量。

②每周吃鱼280~525 g,畜禽肉280~525 g,蛋类280~350 g,平均每天摄入总量120~200 g。

③优先选择鱼和禽。

④吃鸡蛋不弃蛋黄。

⑤少吃肥肉、烟熏和腌制肉制品。

(5)少盐少油,控糖限酒

①培养清淡饮食习惯,少吃高盐和油炸食品。成人每天食盐不超过6 g,每天食用烹调油控制在25~30 g。

②控制添加糖的摄入量,每天摄入不超过50 g,最好控制在25 g以下。

③每日反式脂肪酸摄入量不超过2 g。

④足量饮水,成年人每天7~8杯(1 500~1 700 mL),提倡饮用白开水和茶水;不喝或少喝含糖饮料。

⑤儿童、青少年、孕妇、乳母不应饮酒。成人如饮酒,一天饮用酒的酒精量为男性不超过25 g,女性不超过15 g。

(6)杜绝浪费,兴新食尚

①珍惜食物,按需备餐,提倡分餐不浪费。

②选择新鲜卫生的食物和适宜的烹调方式。

③食物制备生熟分开,熟食二次加热要热透。

④学会阅读食品标签,合理选择食品。

⑤多回家吃饭,享受食物和亲情。

⑥传承优良文化,兴饮食文明新风。

2.1.4 运动与健康

早在1992年,世界卫生组织就在著名的《维多利亚宣言》中提出了健康的生活方式,即健康四大基石:合理膳食、适量运动、戒烟限酒、心理平衡。显然,合理膳食是健康的第一基石,中国居民膳食指南(2016)中推出了中国居民平衡膳食餐盘,如图2-2所示。我们常常说"生命在于运动",人虽然不能享受生命的永恒,但适当足量的运动却能延长生命。WHO在2013年6月发布的最新简报指出,缺乏锻炼已成为全球第四大死亡风险因素。据估算,目前每年全世界因缺乏锻炼而致死的人数高达320万人,近10年间增长迅速。为此,WHO呼吁各国卫生部门给予重视,号召人们加强体育锻炼,并提出了"体育锻炼让生命更有价值"的口号。

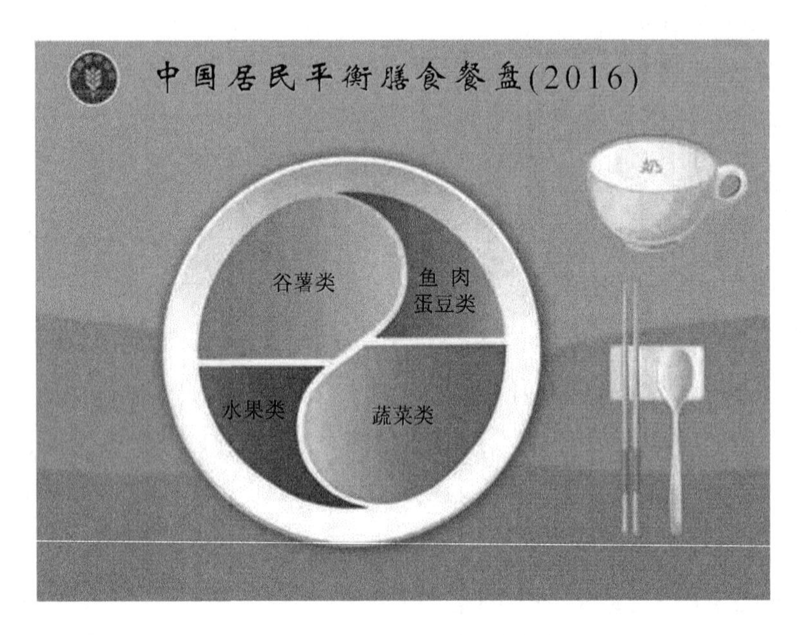

图2-2　中国居民平衡膳食餐盘

据《中国居民营养与慢性病状况报告(2015年)》数据显示,我国成人经常锻炼率仅为18.7%,身体活动不足已成为慢性病发生、发展的主要行为危险因素之一。在"头脑发达,四肢萎缩"的今天,体育运动能使劳累的大脑得到休息,让饥饿的肢体重新发达起来,有时还是预防和治疗某些慢性病的重要措施之一。可以说,运动就其作用而言可以代替药物,但所有的药物都不能代替运动。适量运动既能促进人体生理层面的健康,又能调节心理层面的健康,同时也能提高人们对社会的适应能力。可见,运动对健康的维持和促进作用是多方面、全方位的。

那么运动应该如何进行，才是科学、正确而有效的呢？这就需要根据不同人的生理特点、兴趣爱好、健康状况等情况开具个性化的运动处方，在符合基本运动原则的基础上，对运动类型、运动方式、运动负荷三个方面进行合理的选择。

合理运动的基本原则包括科学性原则、适用性原则、循序渐进性原则和长期性原则。科学性原则是指运动前，需要进行必要的健康测量与评价，以了解身体健康状况，尤其是心血管系统和呼吸系统方面，根据健康测评结果和个人兴趣爱好进行选择。适用性原则是指运动计划要全面发展，符合人体运动规律，设置的任务应难度适中，并且锻炼方式也应多样化，还要充分考虑环境、运动场地、设施等条件。循序渐进原则是指进行运动时，运动强度要从低到高，运动时间要从短到长，运动量要从少到多，均应逐步循序增加。长期性原则是指运动要长期、系统进行，才能逐渐积累达到相应效果，逐步改善机体各器官系统的形态和机能。

从基本属性来讲，运动类型可以分成本能性运动（如行走、跑跳、取食等）、劳务性运动（如耕田、打铁、操作机器）和锻炼性运动（即体育运动）。从机体代谢类型来讲，运动可分为有氧运动和无氧运动。有氧运动是通过有氧代谢提供能量的中低强度运动，运动过程中人体吸入的氧气与需求量基本相等，达到生理上的动态平衡状态。无氧运动是通过无氧代谢提供能量的高强度运动，运动过程中氧的供给相对不足时，机体可利用糖原的酵解，生成乳酸获得能量。从生理功能来讲，运动分为耐力运动、肌肉力量锻炼、关节灵活性和柔韧性锻炼和身体平衡锻炼。

运动负荷也叫运动量，无论进行哪种运动，都必须掌握适当的运动量。运动量不足，难以达到增强体质的目的；运动量过大，会对人体造成伤害。运动量的大小取决于运动强度、运动时间和运动频率这三个因素。

运动强度是指体力活动中在单位时间内的物理负荷量。适度的运动强度是获得运动促进健康效果和保证安全的一项重要指标。心率、代谢当量、自觉运动强度分级是最常用的运动强度指标。最佳运动心率一般为“180 - 年龄数”，而最大运动心率则要控制在“220 - 年龄数”以下。

运动时间是指运动的持续时间长短，一般成年人每周应至少进行 150 分钟中等强度的有氧运动，且有氧活动每次至少持续 10 分钟才能有效积累。此外，由于人体在下午 4 点到 7 点之间体内激素的活性处于良好状态，身体适应能力和神经的敏感性也最好。所以,专家提倡傍晚锻炼,最佳运动时间是下午3点至5点。高强度运动可在饭后两小时进行;中度运动应该安排在饭后一小时进行;轻度运动则在饭后半小时进行最合理。

运动频率是指每周或每月的锻炼天数,不同的锻炼内容要求不同取决于运动强度和每次运动持续的时间。一般要求,有氧耐力锻炼应该每天都做,肌肉力量的锻炼应该每次间隔一到两天。

针对不同年龄段的人群,WHO开出对应的运动处方供参考使用:

(1)5~17岁的儿童、青少年:应每天累计至少60分钟中等到高强度身体活动,包括休闲时间的活动、交通往来(如步行或骑自行车)、家务劳动、玩耍、游戏或有计划的锻炼等。平时应以有氧活动为主,每周至少进行3次高强度身体活动,包括强壮肌肉和骨骼的活动等。

(2)18~64岁的成年人:每周至少150分钟中等强度有氧身体活动,或每周至少75分钟高强度有氧身体活动,或中等和高强度两种活动相当量的组合。有氧活动每次至少持续10分钟。每周至少应有2天进行强壮肌肉的活动。

(3)65岁以上的老年人:应每周完成至少150分钟中等强度有氧身体活动,或每周至少75分钟高强度有氧身体活动,或中等和高强度两种活动相当量的组合。活动能力较差的老年人每周至少应有3天进行增强平衡能力和预防跌倒的活动。由于健康原因不能完成所建议身体活动量的老人,应在能力和条件允许范围内尽量多活动。

最后,让我们一起牢记奥林匹克的故乡古希腊山崖上刻着的三句话:你想变得健康吗?你就跑步吧!你想变得聪明吗?你就跑步吧!你想变得美丽吗?你就跑步吧!

2.1.5　心理因素与健康

自WHO于1948年在其《宪章》提出“躯体、心理、社会适应”三维健康的定义以来,人们对心理维度的健康越来越重视,尤其在现今生活节奏明显加快、工作及精神压力倍增的21世纪,心理健康的改善与促进成为整个社会面临的重大课题。1990年,WHO将健康的定义增加了道德健康的维度,意味着健康不仅涉及人的体能方面,也涉及精神层面,道德健康与心理健康同属于精神层面,在一定程度上,良好的道德状态与心理健康的保持有着密切联系。

1. 心理健康的定义与特征

对于什么是心理健康，不同组织机构和学科学者有不同的定义，这与心理的非物质性和抽象性有一定关系，现摘录部分有代表性的观点如下：

(1) 第三届国际心理卫生大会认为心理健康是指在身体、智能及情感上与他人的心理健康不相矛盾的范围内，将个人心境发展成最佳的状态。

(2) 世界卫生组织将心理健康定义为由社会、经济和环境因素所决定，不仅仅是无精神障碍，而且是一种健康状态，包括实现自身潜力、能够应付日常生活压力、能够有成就地从事工作，并对所属社区有所贡献等状态。

(3)《简明不列颠百科全书》将心理健康的定义为个体心理在本身及环境条件许可范围内所能达到的最佳功能状态，但不是指十全十美的绝对状态。

(4) 中国的许多心理咨询师培训教材将心理健康定义为各类心理活动正常、关系协调、内容与现实一致和人格处在相对稳定的状态。

综合以上论述，心理健康可以简单理解为“个体内部协调与外部适应相统一的良好状态”，且心理健康绝对不是静态和稳定的状态，而是一直处于动态平衡当中，人们在日常生活和工作中要时刻注重对自身心理状态的调整。

心理健康具有以下四个基本特征：

(1) 相对性

人的心理健康与人们所处的环境、时代、年龄、文化背景等因素有关。

(2) 动态性

心理健康状态并非固定不变的，心理健康水平会随着个体的成长、环境的改变、经验的积累及自我的变化而发展变化。

(3) 连续性

心理健康与不健康之间并没有一条明确的界限，而是呈一种连续甚至交叉的状态。从健康的心理到严重的心理疾病，是一个两头小、中间大的渐进的连续体。

(4) 可逆性

心理健康具有可逆性，当出现心理困扰、心理矛盾时，如果能及时调整情绪、改变认知、纠正不良行为，则会很快解除烦恼，恢复心理平衡。反之，如果不注意心理健康，则心理健康水平就会下降，甚至产生心理疾病。

2. 心理健康的标准

心理健康标准是心理健康概念的具体化，不同学者从不同的角度对其进行探讨，常用的代表性心理健康标准如下：

(1)第三届国际心理卫生大会提出的心理健康标准包括身体、智力、情绪十分调和；适应环境，人际关系中彼此礼让；有幸福感；在工作和职业中，能充分发挥自己的能力，过着有效率的生活。

(2)马斯洛和米特尔曼提出的10条心理健康标准最为经典，包括充分的安全感；充分了解自己，并能对自己的能力进行适当评价；生活的理想和目标切合实际；与周围的现实环境保持良好的接触；能保持人格的完整与和谐；具有从经验中学习的能力；能保持良好的人际关系；适度的情绪表达与控制；在不违背社会规范的条件下，对个人的基本需要做恰当的满足；在不违背社会规范的条件下，能有限的个性发挥。

(3)马建青提出8条心理健康的标准包括：智力正常；情绪健康；意志健全；人格完整；自我评价正确；人际关系和谐；社会适应正常；心理行为符合年龄特征。

(4)许又新提出的心理健康评估三标准包括：

①体验标准：是否有良好的心情和恰当的自我评价；

②操作标准：社会功能和效率，人际关系；

③发展标准：个体心理发展状况。

心理健康的标准是一种理想尺度，它不仅为我们提供了衡量心理是否健康的标准，而且为我们指明了提高心理健康的发展方向。掌握了健康标准，即可以此为依据对照自己，进行心理健康的自我诊断，对于不同的心理状态描述详见表2-2。目前为止，对于心理健康尚无量化的理想方法或工具，但常用的测评量表有90项症状清单(SCL-90)、抑郁自评量表(SDS)、焦虑自评量表、卡氏16种人格因素测验(16PF)、明尼苏达多项人格测验(MMPI)、艾森克人格问卷(EPQ)MMPI等，可用于反映心理健康的水平与等级。需要注意的是，在使用这些量表对个人进行具体评估时，还需要结合定性的标准。

表 2－2　心理状态与应对方式

<table>
<tr><td rowspan="4">状态分类</td><td colspan="4">心理状况</td></tr>
<tr><td colspan="2">心理正常</td><td colspan="2">心理异常</td></tr>
<tr><td rowspan="2">心理健康</td><td>心理不健康</td><td>神经症</td><td>精神病</td></tr>
<tr><td>一般心理问题;
严重心理问题;
神经症性心理问题</td><td>确诊的神经症;
人格障碍</td><td>癔症;
精神分裂症</td></tr>
<tr><td>群体分布</td><td colspan="4"></td></tr>
<tr><td>应对方式</td><td>发展咨询</td><td>健康咨询、心理治疗</td><td>心理－药物治疗</td><td>药物－心理治疗</td></tr>
<tr><td>学科范畴</td><td colspan="2">心理学</td><td colspan="2">精神病学</td></tr>
</table>

3. 影响健康的心理因素

所谓心理因素是指运动、变化着的心理过程,包括人的感觉、知觉、情绪和个性等因素。人的认知、情绪、人格特征、价值观念以及行为方式等,能够影响人的健康和疾病的发生发展过程。认知、情绪、人格特征与生物遗传有较密切的关系,为内在心理品质生活方式;生活方式、应对方式与后台获得性有关,为外在心理品质。下面主要介绍人格特征、情绪、认知因素与健康的关系。

(1)人格与健康

人格是一种十分复杂的心理现象,它是个体在先天生理素质的基础上,在一定社会历史条件下,通过社会交往而逐渐形成和发展起来的个人稳定的心理特征总和。人格由遗传和环境共同决定,不同的人格特征表现出不同的行为习惯和待人处事特点,也与人们的健康密切相关。根据人群的个性表现将其分为 A、B、C 三种类型。

A 型性格的特征是具有雄心壮志、喜欢竞争,为出人头地而奋斗;行动匆忙、性情急躁、对人富有敌意、缺乏耐心。B 型性格的特征是与 A 型相反,遇事不慌不忙,没有时间紧迫感、不争强好胜,知足随和且适应力强。C 型性格的特征是过分压抑、忍让,容易焦虑、爱生闷气,不善与人交流、回避矛盾。根据流行病学研究显示,A 型性格的人容易患上高脂血症、高血压、冠心病等心脑血管疾病;B 型性格则是典型的长寿性格,其冠心病发病率仅为 A 型性格的 1/2,复发率和死亡率分别为 A 型性格的 1/5 和 1/4;C 型性格容易患上肝癌、胃癌、食管癌、结肠癌、宫颈癌、卵巢癌和乳腺癌等癌症,因此被称为癌症性格。

(2)情绪与健康

情绪是指人们对客观事物是否符合自己需要所产生的态度和体验。与人格的不同之处在于它不是固有的,而是由客观现实的刺激引起的,情绪是主观体验,可能出现悲伤、愤怒、喜悦的行为表象,但也常不露于形,其内心感受无法观察。需要是情绪的个人基础,包括生理、心理、社会方面的需要,需要的满足与否会产生态度的变化,如消极或积极的态度。

情绪对人的身心健康具有直接的作用。积极的情绪可以提高人体的机能,能够促进人的活动和形成动力,激励人们去努力。而消极的情绪可以让人们的心理失去平衡,使人难受,抑制活动能力,减弱人的体力和精力,使人容易感到劳累、精力不足、没兴趣,甚至导致神经系统功能紊乱等机体病变。情绪既可以作为疾病诱发因素,也可能成为直接致病因素。如急剧的情绪变化是心肌梗死、脑出血、精神病发作的重要诱发因素。紧张的情绪能引起胃酸分泌增加而引起溃疡病。所以调整好自己的情绪,是预防心理问题和一些身体疾病发生的重要方法。

(3)认知与健康

认知是指通过形成概念、知觉、判断或想象等心理活动来获取知识的过程,即个体思维进行信息处理的心理功能。认知主要有价值观、健康理念、自我效能三种形式。

价值观是人们认定事物、辨别是非的一种思维取向。价值观不仅直接决定人们的生存状态,也通过各种途径对健康产生影响。积极向上、乐观进取的人生态度往往表现出良好的状态;不思进取、消极的价值观必然导致生活懒散、精神萎靡,从而产生各种健康问题,目前广泛流行的"现代病"与此有较大关联。

健康理念就是人们的健康意识、健康信念,是对健康所持有的看法,往往决定人们的健康状态。"小病早治,无病预防""绿色、环保、低碳""健康是一种责任""健康需要投资,需要管理"等理念,都是科学、积极、有利的方面;而"无病不进医院"、静坐生活方式的宅族、不注重营养的吃货族等,都是消极、不利于健康的理念。

自我效能指一个人在特定情景中从事某种行为并取得预期结果的能力,它在很大程度上指个体对自我有关能力的感觉。自我效能也是指人们对自己实现特定领域行为目标所需能力的信心或信念,简单来说就是个体对自己能够取得成功的信念。自我效能高的人能积极有效地应对困难和挑战,会付出更多的努力来追求健康目标。相反,自我效能较弱的人表现比较差,常常感到无助,当出现健康问题时,往往以消极的态度对待。

(4)心身疾病

心身疾病也叫心理生理性疾病,它是指社会心理因素在疾病的发生发展中起着重要作用且在其治疗预防和基本转归过程中起着主导作用,并有病理改变的一类躯体疾病。如在某种人格特征、不良的情绪、压力、心理冲突等心理因素的诱发下,就容易导致机体的生理功能持续紊乱、组织损害和结构改变的器质性躯体疾病,常见的心身疾病包括神经性皮炎、支气管哮喘、冠心病、原发性高血压或低血压、偏头痛、胃及十二指肠溃疡、月经紊乱、经前期紧张症等。

心身疾病具有以下特点:

①心理社会因素在疾病发生和发展过程中起重要作用;

②患者躯体可以查出器质性疾患或具有已知的病理生理过程,如呕吐、偏头痛等;

③疾病的开始不是躯体病变引起,但症状往往以躯体表现出来。

心身疾病的预防与治疗原则:心身疾病的发生是心理社会因素和生物因素综合作用的结果,因而其预防治疗应同时兼顾这两个方面,且一般来说,心理社会因素和心理学方法起更重要的作用。在预防方面,要从早期入手,对有明显心理素质问题的人,如易怒、抑郁、孤僻和多疑倾向者应及时通过心理指导加强其人格调整;对于有明显行为问题者,如吸烟、酗酒、多食少动、A 型行为等,应用心理学技术指导其进行矫正;对于工作生活中存在明显应激源的人,应及时帮助其适当调整,以减少不必要的心理刺激。在治疗方面,首先要阻断应激源造成的心理和生理的应激状态,进行心理疏导治疗,其次是使用适当的精神类药物,或选择中医中药疗法。

2.1.6　融合性健康旅游项目案例

通过环境与健康、营养与健康、运动与健康、心理因素与健康四个模块的详细介绍,大家应该对健康及其影响因素有了深入的认识,而在日常的健康教育与健康促进过程中,这几个模块不应该单独干预,而是作为一个有机的整体对人们进行健康促进。同样,通过旅游活动来促进健康也是将以上因素有机结合起来,现介绍一个融环境因素、营养因素、运动因素及心理因素为一体的健康旅游项目,以供大家体会健康与旅游的巧妙融合。

普吉岛排毒静修项目是一个专注于自然疗法的旅行服务商“一次旅行”的个性化产品,利用大自然疗愈一切城市中“柴米油盐”带来的身体和精神压力。归于自然深处,配合冥想、运动、健康饮食方案,得以让身心彻底摆脱亚健康。该项目行程安排为七天,地点位于普吉岛卡塔海滩的欣窕莎健康排毒中心,适合人群为18岁以上成年人。项目具体内容如下:

(1)每日膳食计划

每日膳食计划包括小麦草汁水、各色蔬果昔、新鲜椰子水、排毒营养补给品、蔬菜热汤等。早晨小麦草汁一杯,原料来自酒店自己培育的小麦草,有帮助通便、改善血糖问题等好处。蔬果汁每天的安排都不一样,每天五瓶,排毒中心会定时将果汁放在冰箱里,按照客人名字区分,自取。新鲜椰汁每天可以喝一到两次,清新甘甜,纯正的泰国味道。晚餐的蔬菜热汤是一天结束后的最后一餐,一大壶蔬菜热汤,略带姜味,帮你暖胃,一整瓶保暖壶的量,必须喝到你饱。营养补给品,每天除了饮用疗程中的所有蔬菜果昔,还需要定时服用营养补给品。

(2)每日排毒按摩

每日排毒按摩包括泰式按摩、精油按摩、排毒按摩、晒后修复按摩等。在泰国,人们总会肆无忌惮地晒太阳,想要晒黑又不想晒伤,可以将真的芦荟叶往身上涂抹按摩,而不是用以往抹在身上的那些凉凉的芦荟膏,芦荟按摩是晒后修复的最好选择。排毒按摩更注重腹部的位置,通过按摩手法,帮助软化和分解毒素,使毒素在洗肠时更容易排出。

(3)每日洗肠

一日两次洗肠,最大化地全方位排毒,让身体细胞自行修复,非常温和地使身体恢复至本源的酸碱平衡状态。手法包括咖啡灌肠和大蒜汁灌肠。咖啡灌肠是用灌肠的方式,让咖啡从下消化道的直肠直接灌入,咖啡中的丹宁酸可以杀死直肠中的有害菌,同时刺激大肠蠕动。大蒜汁灌肠也采用同样方式,可帮助排出内脏毒素。服务中心有专门的洗肠房间,一人一间,备有所有器具,还有电视帮你分散注意力和紧张情绪,同时设有淋浴,方便清洗。

(4)各类舒缓和有氧运动课程

课程包括冥想、瑜伽(双人瑜伽、空中瑜伽等)、普拉提、有氧尊巴、拳击等。双人瑜伽适合男女搭配,有助于增进感情,男生力量比较好,做底盘会很稳。空中瑜伽也叫反重力瑜伽,利用空中瑜伽吊床,完成一些瑜伽体式,有很多倒置的体式,其效果跟倒立很像,但是身体一边摇晃一边倒置,会用到更多核心和手臂力量。尊巴舞是一场群魔乱舞的有氧运动,音乐超级动感,动作也不算复杂,有健身操和舞蹈混合的感觉。

(5)生食料理 DIY

生食料理 DIY 可以制作简单的芦笋千层面,可以和意大利厨师聊天,听一个曾经热爱面食、热爱肉类、大腹便便的意餐大厨如何变成生食健康料理的狂热爱好者,自己也可受益于此。

(6)无人岛一日游

没有经过任何修饰的无人小岛,没有拥挤的人群,整片沙滩和大海都属于你。岛中餐厅是这座不大的岛屿上唯一的人工建筑,看着潮涨潮落,与世独立地守在这片海洋中心,等待着踏上这片孤岛的有缘人。仿佛定制般的无人海岸和沙滩,沿着岛屿尽情地奔跑,躺在礁石边,海浪仿佛就拍打在耳边,感受阳光洒落在全身,这一刻,全世界都是属于你一个人。

(7)行程安排

第1天

酒店入住,熟悉酒店设施。

第2天

10:00:起床。

11:00:咨询医师为客人测量身体指标,介绍排毒项目。

12:00~13:00:生机素食午餐。

13:00~14:00:按摩。

15:00~16:00:第一次洗肠(营养补给品)。

16:00~17:00:中心运动课程。

17:00~18:00:草本桑拿和冰水浴。

18:00:热汤。

睡前:补充益生菌。

第3~6天　疗程期间

全天补充新鲜蔬果汁5次,两次清肠,一次按摩,食用排毒营养补给品3轮。

07:00:起床。

07:30~08:15:唤醒瑜伽(或沙滩漫步)。

08:30~09:00:晨会,健康议题。落实当日时间表,如需增加按摩、私教或治疗师疗程，可在晨会提出(晨会会提供小麦草汁和有机草本茶)。

09:00～10:00:上午洗肠。

10:00～11:00:中心课程(瑜伽或有氧)。

13:00～14:00:按摩(时间会根据当日人数进行安排)。

15:00～16:00:下午洗肠。

16:00～17:00:中心课程(尊巴、瑜伽、踏板操等)。

17:00～18:00:草本桑拿冰水浴。

18:00:热汤。

18:00～19:00:晚间有氧课程。

睡前:补充益生菌。

第7天　恢复进食

07:00:起床。

07:30～08:15:唤醒瑜伽。

08:30～09:00:晨会，健康议题。

09:00～10:00:上午洗肠(最后清肠+益生菌注入)。

12:00:木瓜酸奶，作为恢复饮食的第一餐。

下午:自由活动

傍晚:结束离开，返回家乡(按航班将游客送至机场)。

备注:蔬果汁排毒是排毒效果非常显著的疗程，通常不会有太大的饥饿感。但如果首次参与，对断食比较有思想负担，可以更改为生机素食断食(早餐2瓶果汁，午晚餐为生机素食配餐)。

普吉岛排毒静修项目选择天然舒适的海岛环境，通过绿色生机的饮食疗法、科学合理的有氧运动、独具特色的按摩手法等专业排毒疗程，让人们彻底远离城市喧嚣和烦恼，帮助人们把身体、精神的毒素全部去除，达到身体心灵的完美平衡。

2.2 旅游概述

2.2.1 旅游六要素与健康

旅游通常是指在一定的经济条件下所产生,并随着社会经济发展而发展的一种综合性社会文化活动。它是以满足人类精神文化传统需求和生态环境需求为目的的高层次消费活动。“健康”是其基本属性,旅游不仅要满足人类日趋多样的旅游活动需求,还要满足旅游者与旅游目的地居民改善和提高生活质量的需求;健康、安全是旅游活动的一种积极的健康投资方式,它可实现经济、社会、文化及精神等方面的个人发展及促进人与人之间的了解与合作。因此,随着社会经济的发展,健康意识日益提高的今天,旅游日益受到青睐。

旅游活动过程中有关健康的所有现象和关系都属于旅游健康管理的范畴。旅游活动通常涉及旅游过程中的吃、住、行、游、购、娱六个方面,因此其健康安全也需要从这六个方面考虑。同时“旅游健康”的内涵从不同侧面分析有多层面的理解:根据大健康的观点,旅游健康包括旅游相关人员的生理、心理及社会适应三方面的内容,因此旅游健康即为旅游相关人员的生理健康问题、心理健康问题及旅游社会和谐发展的问题;从旅游活动所涉及的人员看,旅游健康又可分为旅游者健康、旅游从业人员健康、旅游地(目的地、依托地)居民健康及其他人员的健康问题;从旅游业运行的环节和旅游活动特点来看,旅游健康表现为饮食、住宿、交通、游览、购物及娱乐等健康因素。对“旅游健康”不同侧面进行深入的研究,均可自成体系。

1. 旅游饮食与健康

(1)旅游饮食中存在的问题

①饮食供应不充足——吃不饱。旅游活动过程中的饮食保证是我们进行旅行活动的基本前提,也就是说,我们的基本前提是要“吃饱”。多数旅游活动属于中等或以上的体力劳动强度,能量消耗比较大,也就是需要的食物量比较多,如果不及时补充,旅游者很快会疲劳无力,身体产生不利影响,甚至难以完成预定目标。在旅游旺季,经常出现“导游抢饭”“游客抢座”的情况,不少游客

吃不饱,影响游览心情,耽误了时间和行程,使旅游质量大打折扣。

②饮食质量比较差——吃不好。吃得好是玩得好的基础。旅游过程中,尤其是团队餐基本能吃饱,但其质量差强人意,食材搭配不合理,营养价值较低,口感味道不佳,饮食价格与价值远远不相符。

③饮食卫生问题突出——吃得不干净。旅游过程中饮食管理不到位、经营者的卫生意识缺乏、游客自我保护意识不强等,使得目前旅游过程中的饮食卫生问题多多。先不说大排档、摊位或沿街摆卖安全隐患诸多,就是一般的旅游接待饭店通常也没有实质性的消毒杀菌措施,尤其是旅游旺季,客人众多的情况下,卫生问题更为突出。常常出现严重的饮食卫生问题,直接对身体健康造成危害,比如食物中毒。有资料显示,旅游者腹泻的发生概率可高达60%,在旅行投诉中,饮食卫生方面的投诉也是比较突出的方面。

④饮食品种单一——吃得不够丰富。一般的旅游接待饭店对待所有游客统一标准,很少考虑游客具体情况,旅游地的气候、环境、季节等情况。其实游客不同,他们的饮食要求自然不完全相同,不同游客年龄不同、民族不同、来源地不同,他们的营养需求、口味偏好、饮食习惯等会有一定的差异。健康的旅游饮食,应当根据他们的具体情况做适当的调整,更好地满足客人的需要。

⑤饮食缺乏规律性——不能按时吃饭。在旅游过程中,往往由于行程安排、时间紧张等原因,进餐时间缺乏规律性。除早餐外,往往两餐时间间隔过长,导致游客饥肠辘辘后又狼吞虎咽,再者是旅途中零食不断,打乱了消化规律,使得肠胃很不舒服,也为腹泻等消化系统的疾病埋下隐患。

(2)旅游饮食健康措施

①更新观念,重视旅游过程中的饮食。"食"是旅游活动完成的基本前提,其质量如何对旅游总体质量有极大的影响,也影响旅游者的健康。解决好旅游者的饮食对旅游质量的提升作用不言而喻。受我们是来"玩"的,而不是来"吃"的这一传统旅游观念的影响,人们相对忽视旅游过程中的饮食。我们应该切实转变观念,站在比较高的层次上来看待旅游中的饮食,各方应高度重视,旅游管理部门和旅行社对入住接待饭店和旅游景点接待饭店提出要求和相应标准;旅游者从本身角度出发,应提高对旅游过程饮食的要求,逐步使得旅游过程中的饮食上一个更高的台阶。

②加强管理,提高旅游饮食的要求和标准。旅游管理部门是旅游业的主管部门,要协同其他相关部门给予旅游饮食高度的重视,如加强具体管理。应该细化不同级别旅游团旅游过程中的饮食要求,制订一系列的饮食供应标准,逐

步建立和完善旅游饮食标准，并定期检查，对问题用餐点进行有力惩处。同时，旅行社对入住接待饭店和旅游景点接待饭店一定要严格审查、选定，把好第一关。

③旅游者自身要注重自我保护，自我学习。旅游者应关注旅游活动中的科学健康饮食，那么怎样才算是旅游过程中的科学饮食呢？简而言之，旅游过程中的饮食应该符合科学饮食的原则，即吃饱吃好、吃得可口、吃得卫生、吃得规律。从营养的角度看，旅游者与旅游饭店的饮食制作者应根据旅游活动的特点，根据旅游者的生理需求和饮食习惯，摄取或提供能量适中，营养素齐全、新鲜优质、口味良好的膳食，以满足旅游者的生理需要，保证旅途顺利。

在旅途中保持身体健康的首要问题就是时刻注意饮食卫生，防止“病从口入”。在旅游中，由于生活规律、周围环境改变，乘坐交通工具的颠簸及身体劳累等原因，容易使旅游者的消化功能紊乱，所以必须注意饮食安全。要学会甄别饮食卫生是否合格，对一些卫生较差的饭店，最好使用一次性餐具。尽量不要吃生冷食品，肠胃不好的人更要谨慎，对吃不惯的当地调料和菜肴，宁可少吃或不吃，以免肠胃不适，影响整个行程。注意饮食清淡，少吃大鱼大肉等肥腻食物，多吃一些蔬菜和水果。总之要吃得卫生、健康、规律。

2. 旅游住宿与健康

(1)住宿业存在的卫生问题

随着旅游业的迅速发展，作为旅游业三大支柱产业之一的住宿业也迅速发展，其形式也日益丰富，除了星级旅游酒店外，商务酒店、经济型酒店、民俗等住宿形式也十分受游客欢迎。尽管我国的住宿业经过几十年的发展，其经营管理水平已经达到世界先进水平，但是国内住宿的卫生问题经常被诟病。主要问题有：房间潮湿、发霉；卫生间打扫不干净、蚊虫滋生；地毯有污渍，客用棉织品不洁净，没有做到一客一换等。这些卫生问题不仅影响游客的入住心理，同时可能引发旅游者感染或者传染病传播。因此住宿业的卫生问题，也直接影响旅游者的身体健康。控制旅游住宿的卫生问题，也是做好健康旅游的一个关键因素。

(2)做好住宿卫生问题的控制措施，共同把关健康旅游

①行业和企业共同做好监管工作。住宿企业是住宿卫生的第一责任人，应该在经营中制订严格的住宿卫生打扫及管理制度，并加强管理，对于卫生不达标的个人及部门要有处罚措施，不断改进住宿业卫生管理工作。作为行业部

门,应定期对隶属的管理对象进行检查和监督,对于不达标的或者投诉率高的住宿业及时处罚,并加强督促,做到监管无遗漏、督促无死角。

②旅游者要加强自我保护。外出旅游住宿,作为旅游者一定要重视这些卫生问题:

注意查看卫生许可证。入住酒店之前,在前台要观察酒店是否悬挂有卫生部门颁发的卫生许可证。

检查床上用品。入住酒店后,先检查床上用品,如果发现未进行更换或者有被坐过、躺过的痕迹或有头发、污渍,床单、被子使用时有皮肤刺痒的感觉,一定要及时跟酒店交涉,让服务员更换。

带洗漱用具。外出旅行时,最好自带毛巾、牙膏、牙刷、漱口杯、梳子等个人用品,由于酒店客流量大、保洁人员个人素质参差不齐,不能保证物品彻底消毒,使用自带洗漱用品不但卫生而且环保。

洗澡时使用淋浴。由于卫生间内温度适宜,湿度较高,容易滋生大量细菌,为了个人卫生安全,请使用淋浴,尽量不用浴缸。

自带睡衣入睡。酒店中人来人往,如果酒店的消毒工作不彻底,会遗留一些细菌、病毒。睡觉时最好不要裸身或只穿内衣,穿上自带的长袖睡衣睡裤,最好别穿酒店的睡袍,防止感染皮肤疾病。

行李不要随意放。应将行李箱放在桌子上,如果直接放在地面上,尤其是铺有地毯的房间,很容易被小虫子“骚扰”。穿过的衣服,应及时放回行李箱,不要随意扔在地上、椅子上或床上。

房间经常开窗通风。进入酒店房间后应及时打开门窗通风,并且每天早晚也要定时通风,让室内空气保持新鲜。房间内太干燥时,可以将屋内的水壶装满水,然后加热,开盖让蒸汽湿润室内空气。

3. 旅游交通与健康

旅游交通是指为旅游者由旅游客源地到旅游目的地往返,和在景区之间、景区内不同景点之间旅行游览过程中所提供的交通基础设施、设备以及运输服务的总称。旅游交通运输业和旅行社业、住宿业一起被视为旅游业三大支柱。旅游是人们在满足基本生活需要的基础上产生的一种高层次消费,旨在追求身心愉悦。任何可能给游客健康和生命财产带来损害的不安全因素,都会对游客自身和旅游业造成严重影响。安全是旅游业的生命线,旅游交通安全是旅游安全的重中之重,是旅游业安全发展的重要保障。

(1)交通卫生

①旅游客运车的卫生问题

卧铺不干净。一些长途旅游客车,由于常年运行,再加上卧铺需要卸下来才能清洗,十分麻烦,大多数卧铺经常是两三年才洗一次,车主平时只对过道进行清洗,卧铺上面泛黑、发油,有的还有污渍、头发。旅游客车卧铺的卫生状况令人担忧,不仅会影响游客的心情,还可能影响游客健康。

被子脏而难闻。现在长途旅游客车上,大部分车主给乘客配备了被子或毯子,但这些被子和毯子的卫生状况却叫人难以放心。虽然大多数的车主或汽车公司会选择深色的被子或毯子,即使脏了也不容易被发现,但是被子和毯子上难闻的气味还是让旅游者不敢放心使用。

车内空气质量差。长途旅游客车上,因长时间闭门开车,且车内设施清洁不及时,不能保证定期消毒,往往臭味难闻。有证据表明,在密闭的车内,卫生状况差,容易滋生细菌,同时一些呼吸道和皮肤病等很容易被传染。

②车辆卫生标准

a. 全车玻璃明亮整齐无尘垢。

b. 车身、顶、保险杠、轮胎、牌照干净,无明显尘土、污垢。

c. 车内设施、物品摆放整齐(含后备厢),车内清洁无异味。

d. 仪表盘、座套、脚垫干净整洁。

e. 发动机各部位干净整洁,无明显尘土、污垢。

(2)交通安全

①发生交通事故的原因。旅游交通安全涉及人、车、路和自然环境等因素,管理主体涉及多个部门,是个系统管理工程。总体上看,各相关部门及企业认真贯彻落实"安全第一,预防为主,综合治理"的方针和安全发展理念,将遏制旅游交通事故作为旅游安全工作的重点。旅游交通安全直接关系旅游者的健康与生命,是健康旅游中的一个关键因素。

当前旅游交通安全工作存在的主要问题是:事故时有发生,形势不容乐观。近年来,随着旅游业和交通运输业的快速发展,游客出游规模迅速扩大,但各类交通事故时有发生。如著名的2014年3月8日马来西亚航班失踪事件,直接导致飞机上239名乘客和机组人员失联并推定为死亡。2011年7月23日的温州动车追尾事件,直接导致两辆动车上6节车厢脱轨,40人死亡,172人受伤,直接经济损失达19 271.65万元。至于汽车安全事故,更是不胜枚举。上述情况表明,旅游交通事故已成为旅游业最大的安全问题,严重影响旅游者的出行安全。

旅游企业安全意识淡薄，对车辆使用管理存在漏洞。一些旅行社为了降低运行成本，租用没有旅游运行资质的车辆，且缺乏管理经验，是造成事故的重要原因。如山西文水“6 · 2”事故，太原市康华旅行社接待的 17 名马来西亚旅客，乘车返回太原途中，在山西文水县境内发生交通事故，造成 4 人死亡，2 人重伤。事故的直接原因是下坡弯道时驾驶员操作不当。该旅行社租用的车辆是河南省周口市运输集团鹿邑公司的，该事故车辆后轮已严重磨损。经调查，该旅行社属于超范围经营，且业务操作极不规范，既没有审核运营车辆是否具备旅游客运资质，又未与运营单位签订合同。对此，我们不难看出，正是旅行社的违规行为，给旅游交通事故的发生埋下了祸根。

有关部门对旅游交通安全监管不到位。从旅游交通事故原因分析看，一是旅行社经营管理方面不规范，特别是对所租用的车辆和驾驶员缺乏安全管理；二是驾驶员安全意识差，酒后疲劳驾驶、超速行驶、不了解路况以及操作不当等问题严重。如广西贺州“3 · 6”死亡 3 人旅游交通事故，其驾驶员在下陡坡时超速行驶（速度达 109 千米/小时），致使车辆失控驶出路外侧翻下山，酿成事故；三是车辆带病运行，上面山西文水“6 · 2”交通事故的原因之一就是车辆状况不符合安全运行的要求。

造成上述问题的深层次原因：一是旅游企业一味追求经济效益，忽视交通安全，安全管理规章制度不健全，疏于管理，企业安全主体责任不落实；二是旅游企业行业管理部门对旅游企业安全监管的责任不落实，管理不到位；三是旅游交通参与者安全意识淡薄，特别是驾驶员违规违章行为严重，乘客缺乏交通安全自我保护意识，不系安全带等。

②做好旅游交通安全的建议。针对旅游安全事故暴露出来的突出问题和安全管理的薄弱环节，有关部门下一步应采取更加有力的措施，抓住重点、标本兼治、综合治理，进一步强化旅游安全监管工作。

加大车辆租赁管理力度。旅游行业管理部门应加大对旅游企业的安全监督管理力度，特别是要严格督促旅行社健全和落实安全责任制度，对旅游车辆租赁严格把关，严禁租用非法、有故障的车辆，要求旅行社加大对驾驶员的监管，租赁车辆时要提供线路图、安全注意事项及危险路点、段，出车前要加强对驾驶员掌握安全行车情况、信息的检查。旅行社要切实做到不合格车辆不得租用，不合格驾驶员不得使用，严把车辆和驾驶员安全准入关。

加强对重点旅游线路、危险路段隐患的排查和整改。对于车流、人流较大的旅游重点景区、景区线路，有关部门应加强对急弯、长下坡、临崖（河）等道路事故隐患的排查,特别对确实影响行车安全的事故隐患,要及时整改。有关部门要根据线路和地形,增设安全防护设施和标志,对一时难以整改的,要制订切实有效的安全防范措施,确保行车安全。

依法加大事故处理力度。安全监管部门要按照“四不放过”的原则,依法从严从快查处每一起旅游交通事故,严厉追究事故责任单位和相关责任人,按规定从快结案,并予以曝光,强化社会监督,要督促有关企业深刻吸取事故教训,对事故防范整改措施的落实情况要强化跟踪检查工作,切实改变重事故调查处理,轻隐患整改措施落实的现象;旅游行业管理部门和有关部门对事故隐患严重,特别是发生事故的旅游企业要对其企业资质等级、旅游线路进行处理,对问题严重的,要停业整顿,直至吊销有关资质,绝不手软。负有旅游安全监管职责的有关部门要加强协调配合,依法履行职责,落实监管责任,加强安全监督检查,坚决遏制旅游交通重特大事故的发生,确保旅游交通安全。

加强宣传教育,提高全民旅游交通安全意识。做好旅游安全工作,涉及面广,需要全社会的共同努力,全民共同参与。针对当前旅游方式的多元化,旅游热点趋势分散的特点,有关部门要密切配合,加大宣传教育力度,有针对性地采取形式多样,适应大众的传播,普及旅游安全知识,提高旅游交通参与者安全意识和自防自救能力。

4. 旅行游览娱乐与健康

在旅行游览及娱乐中,我们不免在各种陌生环境中生活,由于不熟悉环境,遇到风险的机遇大大增加。比如几乎每个国家都有旅游者不了解的传染病。到国外旅游避免传染病的最好方法之一是注射疫苗,还要避免接触动物或被蚊虫叮咬。黄热病、登革热、狂犬病、疟疾、日本脑炎均为动物传染或蚊虫叮咬后所致。另外不要去不开放的景区景点,因为这些景区、景点通常带有安全隐患,不具备开放条件,一旦发生危险可能无法获得赔偿。同时在游览中,尽量避免与一些具有危险性和攻击性的动物近距离接触,预防因动物失控对自身造成的伤害。在景点内娱乐时,应根据自身的条件参与合适的项目;在自由活动期间不要单独行动,不要前往管理混乱的娱乐场所,不要参与涉嫌违法的娱乐活动。

外出度假、旅行使人有机会与陌生人发生性行为,而不洁的性行为可能带来乙型肝炎、梅毒、淋病,甚至艾滋病。因此,在旅行途中要避免接触性传染的疾病,如避免滥交,切勿与他人共用针筒,切勿使用他人剃刀、牙刷等物品。

5. 旅游购物与健康

旅游购物作为旅游经济中最具潜力的要素，在旅游创汇、创收中起着越来越重要的作用。旅游商品是旅游购物资源的核心，也是吸引旅游购物者的根源。但购物中出现的诸多问题已成为旅游投诉的热点之一，甚至出现极端事件。同时，旅游购物中出现的假冒伪劣商品及低质商品，不仅影响旅游者的购物心理，有些甚至会直接影响人的健康。

旅游购物需要懂得的安全常识：

(1)不要轻信流动推销人员的商品推荐。无意购买时，不要向商家问价或还价。避免事后引起不必要的麻烦。要细心鉴别商品真伪，不要急于付款购物。

(2)旅游购物时不要携带大量现金和贵重物品；购物时可用刷卡代替现金支付，提倡文明购物，注意自己的言行举止，提高自我保护意识，切忌惹是生非。

(3)不要随商品推销人员到偏僻地方购物或取物。在热闹拥挤的场所购物或娱乐时，注意保管好自己的贵重物品，游客在购物、娱乐时，主要应防止诈骗、盗窃和抢劫事故的发生。

(4)购物和消费时要注意财物安全，保管好发票或凭证。发生纠纷时，可以向相关部门反映或投诉解决。

(5)购物时，不可擅自离队，要记住集合地点、时间和所乘车辆的车牌号，所住酒店的地址、电话。在陌生的旅游地，女性不要单独外出购物，夜间或自由活动期间外出购物时，须告知导游或团友。

2.2.2 旅游健康风险

1. 旅游健康风险的概念

风险，一般是指遭受损失、损伤、毁坏的可能性，是某种不利事件或损伤发生的概率及其后果的函数，即

$$R=f(P,C)$$

式中 R——风险；

P——不利事件发生的概率；

C——该事件发生的后果。

风险存在于人类的一切活动中，不同的活动会带来不同性质的风险，健康风险即为其中之一。按照风险的定义，结合旅游的特征，我们不妨这样理解“旅游健康风险”——旅游活动中，旅游者因所处自然、社会、文化环境等方面产生种种不适或者直接面临损害事件的可能性，这是一种关乎概率的描述。

2.旅游健康风险的影响因子

导致旅游健康风险的原因多样而复杂，其形式具有不确定性。只有从不同角度、运用不同方法对其缘由、时空规律等进行考察，科学探明风险的形成机制与发生特点，才能为成功预防旅游健康风险，防微杜渐，维护旅游者健康及旅游业的可持续发展。

(1)社会危害因子

旅游地社会环境主要是指旅游目的地和旅游依托地的政治局势、社会治安情况、卫生及居民健康状况、当地居民对外来游客的态度。战争、社会动乱、恐怖袭击等对旅游者的伤害和打击的程度很大，如耸人听闻的美国“9·11”事件导致3 000多人遇难、上千人失踪，并给计划前往该地旅游的人们带来了严重的心理恐惧。犯罪活动(特别是针对旅游者的犯罪活动)包括危害人身安全犯罪、性犯罪及毒品、赌博、淫秽有关的犯罪等；突发性公共事件(包括新旧传染病暴发流行、食物中毒和职业中毒、有毒物质泄漏事故等)往往在旅游者疏于防范的情况下发生，因此会带来较为严重的健康影响；旅游地风俗习惯等也会导致疾病的发生，如傣族泼水节上很多外地旅游者受凉感冒，牧区布氏杆菌感染概率最大，草原地区喝生水、吃奶制品、滨海地区吃海鲜等易造成腹泻及传染病的流行；文化障碍或者当地居民对旅游业的不满、抗拒甚至排斥的情绪会导致主客冲突的加剧，打击、绑架、驱逐甚至杀害游客的事件时有发生。

(2)环境危害因子

旅游依托地和目的地的大气、水体、土壤、生物及地质、地貌等会对旅游者健康产生的不利影响，例如地震、火山爆发、塌陷、地裂、崩塌、滑坡、泥石流、暴雨、洪水、海啸、气旋流、沙尘暴、有毒气体污染、疫病等自然灾害组合构成了旅游地不安全状态，旅游活动面临自然灾害，尤其是骤发性的自然灾害时，健康安全事故不可避免地发生。2004年12月26日，苏门答腊岛以北海域地震引发的海啸波及印度尼西亚、斯里兰卡、泰国、印度、马来西亚、孟加拉国、缅甸、马尔代夫等国，造成超过28万人失踪和死亡，其中不乏前往该区域的旅游者，并且灾后面临着严峻的卫生挑战，水传播疾病以及呼吸道感染疾病等会爆发流行而造成疫情的发生。高海拔旅游区（如我国西藏、青海地区）游客易有高山反应，患肺气肿甚至休克、死亡，草原旅行须堤防人畜共患疾病的感染。地方性疾病（如鼠疫、布氏杆菌病等）对旅游目的地居民、旅游从业人员及旅游者身体影响极大。部分凶猛野生动物，有毒动植物等也会是旅游健康隐患，澳大利亚就经常出现毒蜘蛛和毒蛇咬人事件，1996 年美国亚洛布 · 米尔等在巴西雨林中遭到南美“血蛙”攻击，7 人受伤。另外，环境污染、核辐射等引起的疾病以及地方病、传染病也影响着旅游者的人身安全。

（3）设施与服务危害因子

景区空中缆车索道事故，漂流事故，围栏、护栏意外失火而导致挤伤、踩踏等惨剧的发生，游览安全防护不足等因旅游设施安全问题或者管理不善而造成的健康伤害让旅游者防不胜防。例如，1993 年 6 月 11 日香港发生鲨鱼袭击游客事件，1998 年郑州铁路职工宁毅清在黄山旅游时，被从山崖上滚下来的“飞来石”砸中，成为一个丧失记忆、瘫痪在床、生活完全不能自理的残疾人。根据国际游乐景区协会（IAAPA）的报道，美国每年平均发生游乐设施事故 4 600 次（指所有进医院治疗的事故），其中过山车正成为游乐园的头号杀手；另外我国在 2000 年，两度对全国 400 家游乐场所进行的设施健康安全抽查中，合格率只有 42% 和 45%，设施设备的健康隐患问题十分突出。

景区卫生状况（饮食与住宿卫生、社区居民健康水平、流行疾病等）与卫生资源配置状况，也是影响旅游者健康的重要因素。不良的卫生状况会给旅游者带来疾患，如旅行中的卧具、水杯、浴缸等未经消毒或消毒不达标可能会导致疾病传播。根据四川省某预防站调查发现 98% 的电话机带有病菌，病菌种类有肝炎病毒及结核杆菌等 480 多种，广州某防疫部门对 149 台公用电话做了抽样调查，发现乙肝病毒感染率达 40.9%，公用电话的使用会加大传染病的感染概率。东南亚和南美流行登革热，疟疾广泛分布于热带和亚热带，前往该区域易感染地方流行病。

色情旅游会导致性病、艾滋病流行，泰国、中国澳门等地色情旅游发达，直接导致这些地区及周边艾滋病泛滥，根据 WHO 资料报道，艾滋病感染报告病例中，泰国占亚洲地区的 74.51%，但实际上，目前泰国艾滋病毒感染人数是报告病例的 30 多倍，不仅如此，色情旅游还可能导致吸毒成风、种族冲突、犯罪率增多、道德沦丧等，从而更深刻地影响人们的健康。

博彩旅游等是拉斯维加斯、澳门等地的支柱型产业，赌博久坐少动，易导致痔疮、腰肌劳损、消化不良、便秘等病症，且易用脑过度，伤目伤神，赌场多乌烟瘴气,对呼吸道也有很大损害。

特种旅游项目包括蹦极、攀岩等,我国目前在缺乏相关保健知识、技能、设施等安全保障的现状下,盲目开发与参与会带来一定的健康隐患。

(4)旅游者自身潜在危害因子

个人特征(如年龄、性别、健康状态、文化背景、收入水平、个人偏好、获得医疗信息及教育程度等)是旅游者健康的重要影响因素。例如,一般来说,女性游客在旅途中易受性攻击和其他伤害,也更易感觉疲劳,出现肠胃消化紊乱、睡眠障碍等症状;心血管疾病、糖尿病等患者参加旅游有旧病复发的危险,传染病毒携带者外出旅游就增大了传染病扩散的风险;缺乏卫生与健康意识,就常常导致“病从口入”,面对突发性疾病或意外伤害也不能及时实行自救,常使病情加重甚至直接导致死亡;个人偏好会影响病人对医疗替代品的应用,而有关医学知识的掌握程度影响患者选择何种医疗服务。选择特种旅游方式也可能会增大某种健康风险,如背包搭车旅游者夜间露宿导致罹患疾病,受野外生物叮咬、攻击的危险也随之增多;漂流、乘筏旅游、洞穴探险、登山、潜水、挑战极限等旅游项目风险极高,安全事故发生频繁,如2000年8月26日浙江天目溪漂流事故导致一人死亡;2001年5月6日,北京石景山游乐园的游艺机将一男子从35米高空抛出致死。

(5)其他危害因子

不科学的旅游开发,以及公路、铁路、民航、通信、电力、石油、水利、煤炭等大中型基础设施的建设,破坏了旅游地的山体、水体、土壤、大气、动植物等群落及其他生态环境,增加了工伤事故、食物中毒、传染病暴发流行等“突发性公共卫生事件”的风险,广西与贵州接壤的天生桥水库的兴建引发鼠疫暴发性流行,四川省丹棱县因修建水利而发生了血吸虫急性感染即是例证。公共设施也可能带来某种健康风险,如公用电话上有很多金黄色葡萄球菌,此菌极易引起人体皮肤、黏膜及各种器官化脓性炎症及败血症;旅途环境对旅游者健康也有一定的影响,研究发现,车厢二氧化碳浓度、有无座位、乘车时间等都是与旅途中游客精神疾病发生有关的危险因素。

3. 旅游健康风险的特征

(1)时间性

一般来说,旅游健康事故多发生在旅游旺季。大量的游客会给旅游交通、旅游地接待、旅游地健康管理与防范带来巨大的压力,当游客数量超过旅游地环境容量时,游客会干扰当地居民的日常生活,严重时还会发生主客冲突而造成人身伤害,同时,大量旅游者集结于相对狭小的旅游空间里,客观上也易发生拥挤、碰撞、疾病传播等,所有这些都会导致健康事故与健康隐患的上升。另外,不同季节旅游也存在不同的健康风险,如春季乍暖还寒,百病滋生,出门旅游容易受凉感冒;夏季易晒伤、中暑等;而秋冬出游易患咳嗽、支气管炎等。

(2)地域性

首先,传染病分布具有地域性:乙型肝炎在东欧南部(阿尔巴尼亚、保加利亚、罗马尼亚)流行;动物狂犬病存在于直布罗陀、马耳他、摩洛哥、葡萄牙以外的南欧大部分地区;登革热、甲型肝炎常在加勒比海地区发生;疟疾、丝虫病在东南亚所有国家和地区的大多数未开垦的地区流行。再者,不同地域具有不同的旅游资源,而不同类型的旅游地也会给旅游者带来不同的健康风险,对海水浴者来说,健康风险来自腔肠动物、毒鱼类和海蛇等;草原旅行面临着感染人畜共患疾病、被蜱虫蜇伤、遭受虱蚤叮咬及羊狂蝇侵袭等健康风险;登山旅游易发生高原病。

(3)复杂性

复杂性的表现之一是多种健康风险源的存在。旅游者面临着许多有碍身体健康的因素,如饮食卫生、居住条件、生活习惯改变、自身保健知识以及旅游目的地的疾病监测、传染病预防、医疗服务及保健咨询的提供、服务设施的管理、媒介生物的控制、信息交流、旅游犯罪等;并且,一项旅游活动也能具有多方面的健康风险,相关人员难以全面应对。表现之二是潜在的健康风险不易识别。某些疾病有较长的潜伏期,如恙虫病、脊髓灰质炎等潜伏期为 1 ~4 周,肺结核、梅毒、狂犬病的潜伏期长达数年;一些健康风险存在相互重叠或遮蔽的现象,如旅游者恶心、呕吐等症状可能是由一种或多种原因造成的,短时间内难以确定病因,或者只看到主要病因而忽视次要病因。表现之三是主体差异大。科学研究表明,一些旅游资源如花卉、山岳等具有多种保健功能,但对于个别旅游者来说,它们却可能诱发疾病,如花粉过敏、高原反应。

(4)流动性

旅游业是流动性的产业,因此旅游活动中面临的危害健康的因素较多:违禁物品(包括毒品等)的流动对旅游者甚至从业者、当地居民身体造成伤害;携带传染病毒的旅游者的流动会使某些疾病呈现跨省甚至跨国的流行;人员的流动性较大,使得某些疾病(如艾滋病等)的传播和流行有了更多的机会,并且给疾病控制带来了困难,一旦有疾病流行就有可能导致疫情迅速扩散;旅游犯罪人员也会乘机流动作案，加大了旅游者人身与财产被侵害的风险。

2.2.3　旅游健康管理

研究旅游健康的意义不仅仅在于它是一门理论学科，更重要的是它是一门应用性很强的学科，其理论具有应用性和可操作性的特点。旅游区可以将旅游健康学的基本理论知识运用于资源评价分析与景区规划中，更科学地设置旅游项目，更经济地布局健康保障力量，更有效地预防和控制旅游风险的发生，以最终达到促进旅游地、旅游业的健康可持续发展的目标，这是旅游健康研究的重点、难点和价值所在。

旅游健康管理指为了达到健康的目的，有意识、有计划地对旅游活动中各种健康现象问题进行医疗规范、控制的活动的总称，包括旅游（区）健康现状分析、旅游健康资源调查与开发、旅游健康规划与管理、健康安全保障体系的构建与运作等。一般来说，旅游健康管理必须通过政府及旅游主管部门，卫生行政机关，各相关旅游企业及公众的广泛参与、通力合作，才能得以实现。

案例分析一：饮食卫生安全

1998年，天津某旅行社接待了一个来自山西的30人旅游团。在游览天津蓟县（今蓟州区）的过程中，导游告诉游客，山上有很多野果可以食用，如果游客愿意，可以随便摘着吃。有一位游客吃了一种野果后，便觉着不舒服，回来途中即发高烧，经诊断是轻度中毒，和他在一起的其他游客也吃了这种野果却都安然无恙。后来，该游客投诉旅行社，并要求赔偿。经交涉，旅行社赔偿其医药费3 000元。

分析：游客在异地旅游，大多数情况是人生地不熟，所以导游对客人的提醒、告诫、警示与导游讲解非常重要。导游带团时，凡是涉及游客的安全和切身利益的时刻，用词一定要严谨，对于安全隐患应该多提醒，对于不确定的安全因素，更应该及时警示，以避免事故的发生。此案例属于饮食卫生安全方面的案例，游客的中毒，事实上未必就是因为误食野果，但由于导游没有做相关的提醒，反而鼓动在先，发生纠纷难逃其责。

对于游客而言，在陌生的环境旅游生活，自身也应注意各种安全隐患，对于未确定的安全风险，应有起码的防范意识，案例中，游客对于不熟悉的野果，没有任何防范地进食，显然也极不妥。

案例分析二:旅游意外事故赔偿案例分析

1997 年 7 月 13 日,洛阳市郊区某小学与某旅行社签订了一份旅游协议,由旅行社组团,组织该校教师及家属赴山东青岛 5 日游,时间自 7 月 16 日起至 7 月 21 日止。刘某作为该校教师,参加了这次旅游。旅行社还为他们投了旅游意外保险,保险金额为每人 8 万元。旅游费每人 700 元中包含 5.6 元保险费。

7 月 19 日上午 8 时许,在从威海到烟台旅游途中,刘某在汽车上突然休克,被送到威海市佛顶山医院就诊,经诊断为心肌缺血,由该校校长留下陪护,其余人员随团继续旅游。20 日,刘某又随团上崂山旅游。7 月 21 日上午 7 时当旅行团从青岛返程,火车到达郑州终点站,刘某再次休克,经郑州市急救中心抢救无效死亡。抢救刘某实际支出费用为 6 600 元。

7 月 22 日,旅行社向保险公司提出刘某死亡索赔,保险公司认为旅行社是在刘某死亡之后 7 月 21 日投保,拒绝赔偿。

法理分析:

(1)法院在审理中查明,旅行社与保险公司于 1999 年 4 月 18 日签订了一份旅游保险代理协议,双方约定:保险公司委托旅行社代理旅游保险,旅行社应按规定对参加本社旅游的全体旅游团体办理保险业务,保险费应在次月 3 日前按月与保险公司进行结算。旅行社应于旅行团出发之前将列有被保险人名单、身份证号码、旅行团编号、旅游路线及日程等的书面材料加盖公章后传真给保险公司,保险公司接到传真后,加盖业务公章传真给旅行社,以此作为投保凭证。保险公司每月以传真资料为依据向旅行社收取保险费并承担保险责任。7 月 19 日,旅行社将刘某所在旅游团保险人名单及有关事项加盖公章传真给保险公司后,保险公司加盖业务章又传真给了旅行社。8 月 10 日保险公司向旅行社收取了 7 月份的保险费,其中包括刘某所在旅行团的保险费。

(2)法院还查明,旅行社未取得经营保险代理业务的许可证,也未向工商行政管理机关办理注册登记而领取营业执照。中保人寿保险有限公司河南省分公司旅游者人身意外伤害保险条款中,急性病伤亡保险金为 2.5 万元。

(3)法院认为,被告某旅行社在未取得从事保险代理业务资格和未办理工商管理登记的情况下,与被告某保险公司签订的旅游保险代理协议无效,其与投保人签订的保险条款亦无效。被告某保险公司收取刘某的保险费应予退还。被告某保险公司未对被告某旅行社的代理资格进行审核,盲目授予代理权。两被告在本案中有重大过错,应连带承担死者的实际经济损失,并给予必要的补偿。

（4）刘某应当知道自己患有不宜长途旅游的疾病，在旅游中第一次发病后，应立即中止旅游，但第二天又继续登山，导致自己在返程途中死亡，本人也有过错，造成自己的利益受到损害，应承担相应责任。

第 3 章　森 林 旅 游

3.1　森林旅游概述

森林旅游是在 20 世纪 50 年代世界各国兴起的保护绿色的浪潮中产生的一种旅游形式，也是当前旅游界的热点话题之一。近年来，随着改革开放的深化、旅游业的发展和林业产业结构的调整，森林旅游开发日益受到重视，森林公园也应运而生，发展十分迅速，已达到相当大的规模。森林以其丰富的自然景观、良好的生态环境、诱人的野味及其独到的保健功能，吸引着众多的游客。森林旅游受到了世界各国政府的高度重视。美国是森林旅游起步较早的国家，早在 20 世纪 50 年代末，森林旅游在美国就已经有了相当大的规模。

3.1.1　森林旅游的基本概念

美国学者 R. 道格拉斯(1969)首先提出了被人们广为接受的森林旅游的概念，他认为森林旅游是指任何形式到林区(地)从事的旅游活动，这些活动不管是直接利用森林还是间接以森林为背景都可以称为森林旅游(游憩)或森林生态旅游。

虽然现阶段国内外专家学者对森林旅游基本概念的界定众说纷纭，但顾名思义，森林旅游即直接或间接利用森林风景资源，以森林、湿地、荒漠和野生动植物及生态环境为主要载体和依托，为旅游者提供游览观光、休闲度假、健身养生、文化教育等的旅游活动。通常，这些旅游活动的开展是在有效的管理措施下，以生态环境、经营者、旅游者和社区居民四方共同受益为目标，最终达到环境、社会、经济的持续和谐发展。因此，从这个意义上来说，森林旅游的确属于生态旅游的范畴。早在 1992 年《21 世纪议程》中就指出：应通过生态旅游等“非破坏性”使用来提高森林的价值。森林旅游是旅游者对优美的森林生态环境的享受，是对孕育人类文明的大自然的回归，它具有放松、猎奇、求知、求新、健身、陶冶情操和激发艺术灵感等多种功能，具有自然性、真实性、科普性和参与性。利用森林兴办旅游是提高森林利用效率、保护生态环境、实施可持续发展战略的一种重要形式。

3.1.2 森林旅游的形成与发展

森林是人类最初的家园，人类在森林中进化，最终走出森林、走向文明。然而，文明的发展又使今天的城市人生活在另一个森林(钢筋混凝土森林)中，因此，人们便产生了重回自然、返璞归真的需求。

首先，森林在自然界中有着调温、杀菌、吸尘、降低噪声、增加空气负离子的作用。森林旅游可以使旅游者消除疲劳、放松身心、改善神经功能、促进新陈代谢、降低血压、振奋精神；树木的花、果、叶分泌出的各种挥发性物质能杀菌，使人镇静、心情舒畅。其次，森林旅游空间广阔，可开展的项目多，能满足旅游者多方面的需求，参与性、娱乐性、自由组合性较强的森林旅游产品已经颇受欢迎，例如摄影、野营、野餐、徒步登山、游泳、划船、漂流、钓鱼等都是城市人喜闻乐见的休闲方式。再者，森林旅游具有资源保护和开发同向发展、良性互动的独特优势，具有生态旅游与生俱来的引导和教育功能，能潜移默化、循序渐进地唤醒人们的道德、环保意识，有利于旅游者养成爱护自然的行为习惯。总之，对游客来说，森林旅游是省钱、省时间、低门槛的旅游活动；对当地政府来说，发展森林旅游，不能也不需要建造大量基础设施和接待设施，前期投入资金少，滚动发展潜力大。

我国森林景观资源十分丰富，拥有29亿亩[①]森林、5亿亩自然湿地和数十亿亩的荒漠，为发展森林旅游创造了得天独厚的条件。从黑龙江的北极村到海南的尖峰岭，我国森林公园跨越了寒温带、温带、暖温带、亚热带、热带等5个气候带，几乎囊括了我国所有类型的森林景观资源，为人们进行观光、避暑、野营、度假、科考、探险等活动提供了场所，吸引了越来越多的游客。同时，我国广袤的林区内，分布的高等植物达32万种，还有鸟类、兽类、爬行类和两栖动物近2 000种。千姿百态的自然景观、丰富多彩的历史遗迹和出土文物，再加上瀑布、温泉、林草、花卉、珍禽、异兽，辅以沙漠、草原、江河、湖泊等，都充满了神奇的魅

① 1亩 $=\frac{1}{15}$公顷 $=\frac{10\ 000}{15}$平方米 ≈ 666.7平方米

力。登山野营、骑马打猎、采集标本、游泳钓鱼、绘画摄影、休憩疗养等一些陶冶情操、增进身心健康的旅游内容,是其他大众旅游所不能替代的,这也为发展我国森林特色旅游奠定了坚实的物质基础。

我国多样的森林景观、复杂的生物群落、丰富的动植物资源、不同的气候、地貌和水热组合条件以及悠久的历史文化和多民族的民风民情,共同构筑了具有浓郁中国特色的森林旅游资源。因此,我国的森林旅游一经发展,便势如破竹,始终保持着快速增长的态势,森林公园、动植物自然保护区、森林类风景名胜区、森林浴场、森林野营地等层出不穷,掀起一阵阵旅游热潮。

1. 森林旅游发展体系初步形成

我国的森林旅游起步于20世纪80年代,以1982年9月我国第一个森林公园——湖南张家界国家森林公园的建立为标志,经过三十多年的发展,从无到有,从小变大,从弱变强,取得了显著成绩。

发展森林旅游是大势所趋。随着社会以加速度的态势发展,城市居民对自然生态环境的需求日益强烈起来。而我国作为发展中国家,绿树、草坪、花坛、河流、林荫大道、公园等赶不上发达国家普通城市的水平,在城市人居环境、生活条件等方面更不如发达国家,这样的局限使中国城市居民对生态旅游的需求更为突出。因为条件缺乏,产品供给不足,市场的需求不仅不会减少,反而会日趋强烈。国家旅游局与国家环保局推出的"99中国生态环境游",标志着我国生态旅游系统的开端,而森林旅游便是在此背景下产生的一种民众参与性强、政府便于操作的生态旅游活动。中国的森林旅游在20世纪80年代便初见端倪,1980年,原林业部发出《关于风景名胜地区国营林场保护山林和开展旅游事业的通知》,推动我国森林旅游迈出了第一步。1982年,我国第一个国家森林公园在湖南张家界成立,1994年,我国颁布实施了《森林公园管理办法》,1996年底,我国已建立不同类型、不同层次的森林公园811处,年吸引游客5 000多万人次。1999年后,我国不少专项森林旅游产品得到初步开发。旅游产品的表现形式更是多种多样,具体操作上也灵活多变。

截至2011年底,全国林业系统共建立了森林公园2 583处,规划面积1 678万公顷,其中国家级森林公园746处;建立森林和野生动物类型自然保护区2 035处,规划面积12 353万公顷,其中国家级自然保护区247处;建立湿地公园213处,面积83.3万公顷,其中国家湿地公园试点145处。同时,据不完全统计,还建立了37处植物园、21处野生动物园、138处狩猎场、21处沙区景观旅游区等,基本形成了以森林公园为主体,湿地公园和自然保护区、旅游小区、林业观光园、狩猎场等其他类型森林旅游景区协同发展的森林旅游发展体系。

世界旅游组织预测:21世纪将是生态旅游的世纪,国家林业局森林公园管理办公室俞晖指出:到2020年,我国森林旅游人数将达到4亿人次,森林旅游业的产值将达到3 000亿元,创造就业机会200万个。

2. 森林旅游人数不断增长

伴随着森林旅游的发展,我国的森林旅游人数也呈现出不断增长的趋势。统计显示,自1993年起,森林公园的游客接待人数就保持两位数的年增长率,2002年,全国森林公园游客接待人数首次突破1亿人次,到2010年,全国森林公园年接待游客3.96亿人次,占国内旅游总人数的18.8%。据国家林业局森林旅游管理办公室主任杨超介绍,"十二五"以来,全国森林旅游游客量保持了15%以上的年增长速度。2017年上半年,森林旅游游客量接近7亿人次,同比增长16.7%,预计2017年森林旅游游客量占国内旅游人数的比例将接近30%,森林旅游业迎来了前所未有的发展机遇。

从发达国家的历史经验和趋势来看,森林旅游将成为人们的一种主要休闲方式。世界上发展森林旅游较早的拉丁美洲,森林旅游已占到整个旅游业收入的90%;美国92%以上的林地(包括公有林地和私有林地)都允许公众进入,进行户外游憩,每年森林旅游人次超过3亿,年消费高达3 000亿美元;德国提出了"森林向全民开放"的口号,全国60多处森林公园的旅游收入达80亿美元,占国内旅游收入的67%;英国每年森林旅游人数在1亿以上。有专家预测,在21世纪的最初20年里,森林旅游人数将以2位数的速度增长,全球旅游总人数中,有一半以上的旅游者要走进森林。

由于我国城市居民受可支配收入和闲暇时间的制约,更倾向于选择环城游憩带内的度假设施进行周末近距离的短期度假,城市游憩商业区(RBD)随之向郊区移动。对开发商来说,离开城市中心越远,投资压力越小。西方发达国家的城市居民具有较远的出游能力,中国城市居民则不然,在周末只能拥向市郊的环形地带。研究发现,这些地带往往是有山有水的园林带。这一环形带的发展是对城市化的一种弥补和互动。国家统计局对12个城市居民的调查表明:看电视、逛街是中国城市居民最主要的休闲娱乐方式,而近郊森林旅游、山地旅游则是中国人最主要的休闲旅游方式。

3. 森林旅游产业规模日趋壮大

截止到2012年底,全国共建立森林公园2 855处,规划总面积1 738.21万公顷。9个省的森林公园总数超过100处。2012年,2 372处森林公园(含白山市国家森林旅游区)共接待游客5.48亿人次(其中海外游客1 541.6万人次,占国内旅游总人数的18.5%),直接旅游收入453.3亿元,其中国内旅游总人数、直接旅游收入分别比2011年度增长17.1%和20.4%。2012年全国森林公园创造的社会综合产值达4 200多亿元。

据不完全统计,"十一五"期间,全国森林公园投入建设资金750多亿元,直接旅游收入逾984亿元,带动社会综合旅游收入近8 000亿元。

3.1.3 森林旅游发展的现状及发展趋势

森林旅游是一个新兴产业,它是在不采伐、不破坏森林的条件下,充分发挥森林的生态功能,越来越受各国游客欢迎和重视的一种旅游方式。随着人们生活水平和文化程度的不断提高,传统的观光旅游一统天下的局面已发生改变,越来越多的游客转向休闲、自由、经济的森林旅游。开展森林旅游,不仅有利于提高人们走进自然、欣赏自然的兴致,也有利于提高自然旅游在旅游业中的地位和赚取外汇的份额。

由于我国旅游业开发时间相对较短,人们对旅游与环境之间的关系还缺乏科学认识,森林旅游的发展大多还停留在初级阶段。同时,在森林旅游开发的过程中,过分强调对森林旅游资源的开发和利用,而忽略了旅游本身对环境和资源可能带来的不可逆的影响和破坏,这些也导致我国森林旅游面临一系列问题。因此,在看到森林旅游发展前景较乐观的同时,我们也应看到森林旅游业对环境造成的近期和远期的危害,森林旅游面临着森林旅游资源的粗放开发和盲目利用、森林旅游区生态环境系统失调、森林旅游区环境污染严重等问题。我国森林旅游发展的现状主要表现在以下方面:

1. 森林旅游资源的粗放开发和盲目利用

森林旅游热的兴起和不计成本或少计成本而引发的森林旅游利润虚增现象,促使许多地方纷纷把森林生态旅游确定为新的林业经济增长点。但许多地方的政府有关部门在开发旅游资源时,缺乏深入的调查研究和全面的科学论证、评估与规划。特别是新旅游区的开发，开发者急功近利，在缺少必要论证与总体旅游规划的情况下，便盲目地进行探索式、粗放式的开发。开发过程中重开发、轻保护，造成许多不可再生的贵重旅游资源的损害与浪费。比如，被誉为“童话世界”的九寨沟，如今，由于上游和周边森林被大面积砍伐，使这里原湖泊水位每年降低6～30厘米，致使黄龙钙华堤已开始退化、变色。如再不采取保护措施，这里的岩溶湖将会过早衰亡。盲目开发后，游人甚少，收不抵支，难以维持经营，也无法保护资源，造成许多不可再生旅游资源的损害。某些景区不研究旅游生态容量，在特定的节假日游客大量进入后，由于缺乏合理的安排，会出现游客四处践踏的现，破坏了资源的原始性和自然状态，旅游会资源逐步丧失其观赏价值。

我国对旅游策划开发利用还处于无计划状态。许多地区一发现好的洞天，就匆忙施工开发，开放后又不控制游客人数，过多的游客加速了洞内沉淀物氧化。一些洞口开得过大、过长，加速洞内外空气对流，人们呼出二氧化碳气体会破坏岩溶洞环境的平衡，促使洞天景物老化。野生动物也是极其珍贵的旅游策划资源。许多地方在开发这一旅游资源时，管理不善，执法不力，致使不少野生动物遭到乱捕乱杀，有的宾馆饭店甚至以野生动物作为美食招揽游客，使不少珍稀品种濒临灭绝。更令人费解的是，有关旅游策划部门为了大量揽客，在九寨沟内建造大量宾馆，严重破坏了景观的自然氛围。

目前国内森林旅游普遍存在规模化、产业化程度低，产业“小、弱、散”，区域协同发展能力差，基础设施缺乏等问题，旅游活动和产品缺乏特色，难以满足多样化的旅游消费需求。

2. 旅游交通和服务设施建设带来的生态环境问题日益突出

在某种意义上说，一个旅游者就是一个污染源，旅游设施密度越大，生态环境遭到破坏和污染的可能性越大。有的自然风景区出于经济目的，热衷于旅店、餐馆的建设，盲目扩大旅游区、修建旅游设施，使游客空间分布不均，导致景观和生态的破坏，违反了生态旅游最大限度保护自然状态的开发原则，导致旅游资源退化。随着自然保护区生态旅游热的兴起，保护区内脆弱的生态系统也遭到致命的打击。以长江为例，上游大量兴建旅游设施，致使原始森林和天然生态林遭受滥砍滥伐，覆盖面积减少，造成山体滑坡、水土流失、江河污染严重，影响下游的水质，游客很难看到“山清水秀”“碧波荡漾”的美丽景色。

3. 游客时空分布不均所引发的生态环境问题

受气候、节假日等影响，游客出游具有季节性波动的特点。游客空间分布不均和个别游客不良行为所带来的生态环境问题，突出表现在以下几方面：

第一，游客增多，旅游活动频繁和分布过于集中，必然引起一些物质和生态资源的变化，特别是游客的不良行为会影响树木的更新能力甚至导致树木死亡。

第二，旅游旺季游人遗弃在风景区的食物改善了动物的生存环境，使其取食无虑，繁殖加快，而到了旅游淡季，因游客减少，靠游客遗弃食物难以为继的动物只好啃食树皮度日，对植物产生危害。

第三，由于游览步道宽度难以满足超载时段游客的需要，大批游客践踏到两侧地面，影响了土壤的侵蚀速率。

4. 景区的环境受到严重污染

由于我国人口众多，旅游业发展迅速，又缺乏规划和管理，国民的生态意识较差，可以说旅游到哪里，生态破坏和环境污染也就到哪里。如千岛湖国家森林公园内，每年要处理的生活污水达 304. 56 万吨；作为“五岳独秀”的南岳衡山，景区内每年约有 6 000 吨经营垃圾、2 000 吨旅游垃圾、25 万吨污水，生活区内水体大肠杆菌超标 15 倍，细菌总数超标 22 倍，而景区内每年燃放的鞭炮则多达 2 亿多响。甚至喜马拉雅山上也有各类垃圾，旅游部门不得不花巨资处理这些废弃物。诸如此类，不胜枚举。

5. 缺乏专业的旅游人才，服务质量不高

旅游人才培养不受重视，培养机制不健全，致使相关人才匮乏。而缺乏管理与经营的人才，缺乏科学知识与技能，真正的生态旅游则难以开展。由于从事森林旅游业的人主要是过去林业局、场、站的人而过渡的，加之起步较晚，导致专业旅游人才缺乏。2000 年 11 月份，甘肃省林业厅组织了首届森林公园导游培训班，参加的 49 名学员中仅有 5 人有导游证，还不足 10%。部分森林公园至今无一名专职导游，游客来了只是简单象征性的介绍，致使旅游景点不能引起游客的兴趣，有乘兴而来、败兴而归的感觉，其余从业人员整体服务意识不浓、服务质量不高，违约经营、坑蒙欺骗游客的现象时有发生。

现在的森林旅游开发过多关注经济收益，注重于旅游路线、设施的建设和旅游项目的开发,而忽视了森林的承受能力。由于经济利益驱使,收益反哺于保护的力度严重不足。调查表明,黄山、峨眉山等风景名胜区用于保护环境的资金越来越少了。由于开发利用不合理和缺乏有效的环境保护措施,森林旅游业在发展的同时,产生了巨大的负效应。有调查显示,在已经开展生态旅游活动的自然保护区中,有44%的保护区存在垃圾公害,12%出现水污染,11%有噪声污染,3%有空气污染,对中国100个省级以上自然保护区的调查表明,有22%的自然保护区由于开展生态旅游而造成保护对象受到损害,11%出现森林旅游资源退化的现象。

虽然旅游市场对森林生态旅游产品的需求日益强烈,但必须注意到森林生态容量和资源承载力的敏感性、脆弱性和较强的不可塑性,一旦受到污染和破坏,将很难挽回损失。在森林旅游的开发过程中,会因人们的功利心,而忽略对环境容量的监控。或是由于缺乏相应的开发经验和管理制度、管理人才,产生失控和饱和超载的情况。旅游环境破坏导致旅游者不愿意进入,收入锐减,最终还是旅游地自食生态环境被破坏的苦果。再加上现有森林旅游产品与富集优质的森林旅游资源不相适应,许多景区类型结构单一,同质化开发的问题比较突出。所以,在开发森林旅游过程中,应挖掘特色,从环境、景观、人文、美食、特产等方面下功夫,切忌生搬景点历史、硬造景点典故,这样不仅会脱离当地实际,也会让森林旅游失去原有的韵味。森林旅游只要具有地域特色,便很容易发展起来,并可带动周边地区发展。尤其是近年来,随着人们对身心健康的关注和重视,森林旅游的生态养生功能渐渐被人们所关注。相对于传统森林旅游,我们称之为森林健康旅游,旨在突出森林旅游的健康功效。

3.2 森林旅游的健康功效

近年来,森林单纯提供木材的功能逐步减弱,改善环境及为公众提供休闲游憩和养生场所的功能正在逐步加强,森林生态旅游开发越来越为人们所重视。

森林资源与其他旅游资源相比较,具有生态优越性、物种多样性、文化独特性、科普教育性、功能多重性、分布地带性等显著特点。山、水、草木、花、动物、寺庙、楼榭等建筑,往往构成景点森林环境的自然生态,最适合养生休闲旅游。日本已经将森林养生发展成"森林医学",德国早在200年前就把森林浴场、森林疗养基地换成“森林医院”，所以，日本每年有八亿多人次参加森林养生旅游，德国的森林旅游更是全方位涵盖男女老幼……

世界卫生组织的一项全球调查结果显示：全世界真正健康的人仅有5%，找医生诊病者约占全世界人口的20%，其余大约75%是“亚健康”人群。在中国，70%的人呈亚健康状态，这意味着我国有近10亿“亚健康”人。这些亚健康人若保健得当，可向健康人转化，反之，则有可能患病。但遗憾的是人们对健康的认识大多停留在“有病去看医生”这个层次。消除和预防“亚健康”的最佳方式是建立自我保健模式，调整一种和谐的个体－社会－环境之间的稳定关系，创造良好的生存和生活环境，放松自己、适当锻炼、有效养生、提高免疫系统，从而达到保健和治疗的作用。而森林养生旅游能够很好地满足这一需求。树木是人类的好朋友，它可以为人们提供必需的氧气，吸收人们排出的二氧化碳，净化空气。人们亲近树木，在树木边做适当的运动可延年益寿，甚至可以治病。

以树木疗法为例，所谓树木疗法就是患者通过入静，使人体和树木之间形成生物共振，以矫正、补充、增强对应的人体系统的生物场，达到身体健康的目的。人体是一个开放系统，不断地与外界进行物质、能量、信息交换，从而维持了生命的动态平衡。而森林中蕴藏着人们医疗、康复、保健所需的物质、能量、信息。

印度瑜伽术认为，树木可以把从宇宙中得到的一种物质传递给人。不同的树种，带的能量不同。有的帮助恢复精力，有的消炎，有的防病。俄罗斯一本辞典中写道：“脚疼时，把山杨木放在脚上；头疼时则把它放在头上。”现代从事树木治病研究的生物定位专家认为：树木有生物场，树木对人有治疗作用正是生物场发挥了效能。英国卫生研究所的专家认为，树木拥有的能量足以治病，而且效果不见得比药物差。橡树和白桦可以使慢性病患者的免疫系统发挥作用，治疗多种关节炎，调整血压，治疗植物神经系统紊乱症。橡树还能改善大脑活动，白桦能治疗感冒。松树、椴树、苹果树和白蜡树等能提高人体的紧张度和抗病能力，消除疲劳。普通的树，也可以起到疗愈身心的作用。

森林旅游的健康功效，简单归纳如下：

（1）延年益寿，即寻求高质量的森林生态环境，结合不同时节，以养生生活方式达到长寿的目的。

（2）强身健体，即在理想的森林养生场所进行适量运动来养精固元。

（3）修身养性，即走进林区（地）体验一种简单的生活方式和生活节奏来舒缓身心。

(4)医疗,即在良好的森林环境中,针对各种疾病进行康复治疗。

(5)修复保健,即逃离空气污染、水污染、噪声污染的城市环境到林区(地)中,寻求修复的环境。

(6)生活方式的体验,主要是通过与生态养生的民俗相结合的旅游产品消费来进行体验。

(7)养生文化体验,将生态与养生文化结合。

3.3 森林健康旅游产品

森林健康旅游产品是一种以森林景观或以森林为依托而存在的通过自然旅游资源开发而成的健康养生类旅游产品。养生首先在于环境,城市的废气、污染,是人类生命的大敌,城市居民需要常常到森林中洗肺,到绿色中洗眼,到潮润中洗肤。因此,绿色环境与森林是生态养生的理想场所。养生符合健康产业的要求,是健康产业的重要内容。养生的内容与健康管理内容完全一致。森林养生旅游是符合潮流的健康产业;森林养生旅游产品符合健康管理的要求,健康管理的项目是森林养生旅游产品的重要内容。森林养生旅游是生态旅游中最受推崇的方式,包括森林宗教文化养生、森林民俗文化养生、森林山岳峡谷养生、森林温泉养生、森林气象气候养生、森林洞穴养生、森林花草养生、森林滨河养生等形式。早在2006年,上海库思运用旗下第一调查网在2006年9月,针对生态旅游市场采取网络问卷调查的方式做了一次全国范围的在线调研。调查对象主要为全国各大中城市的居民,有效样本13 012个。根据调查显示,生态旅游中,游客最青睐的活动依次是:森林养生法(56.1%)、生态温浴法(45.7%)、生态阳光法(39.4%)、民俗养生法(33.3%)和食疗养生法(30.6%)。

3.3.1 老年医疗产品

我国从1999年就进入了人口老龄化社会。据统计,中国目前60岁及以上老年人数量已经超过1.49亿,占总人口的11%以上。预计2020年将达到2.4亿,占当时总人口的16%左右。到2050年,老年人口总量将超过4亿,老龄化水平将达到30%以上。老龄人口猛增、高龄化和空巢化趋势明显,给中国的养老体系带来了前所未有的压力。越来越多需要护理的老年人到哪里去养老、怎么养老等问题引起了政府和社会的重视。迫于老年人的医疗问题的巨大经济压力,无论是个人,还是政府都愿意推动中国传统的养生方法和实践活动,无疑,这将给高层次的森林养生旅游带来千载难逢的机遇。

3.3.2 宗教文化养生产品

很多森林都有宗教庙宇,甚至宗教圣地。依托森林和已有的宗教文化氛围,可以感受宗教中人与山、林融合为一的境界,从而体验到人与森林息息相关的内在联系。经济高速发展,必然伴随着科技、文化、教育、宗教的繁荣。中国历史文化基本上是儒、释、道三足鼎立的局面,未来社会发展,也会促进三者的复兴,特别是三者中养生文化的精髓将会显示出其强大的生命力。森林中的寺庙是宗教活动的主要载体和平台,宗教文化的复兴必然会带动森林养生旅游的发展。

以武当山太极湖为例,武当山太极湖生态文化旅游区由太极湖新区和太极湖旅游区组成,太极湖新区重点发展的是旅游发展中心、武当国际武术交流中心、太极湖医院、太极湖学校和高档居住区等项目;太极湖旅游区包括旅游度假板块、水上游览板块和户外休闲板块,重点建设太极小镇、武当山功夫城、老子学院、山地运功公园、武当国际会议中心等项目,是集旅游观光、休闲娱乐、养生养老、度假于一体的综合度假区。

3.3.3 民俗文化养生

民俗文化养生是吸收当地民众有特色的民俗文化(放河灯、龙舟赛、凤舟赛、山歌对唱、狩猎、农闲娱乐等),逐渐融入他们接近于自然的生活方式,达到放松心灵的目的。

3.3.4 山岳峡谷养生

山岳峡谷养生是人们通过观光林中变化多端的山岳的地形地貌、沟谷及其覆盖的多样化的植被,达到养眼静心的目的,通过一段时间不间断地参与山岳相关的活动,真正感受山与生命的互动。

3.3.5 山泉养生

山泉养生是依托林区或林区附近分布的天然温泉、冷泉、其他奇特山泉等进行养生活动。

3.3.6 气象气候养生

气象气候养生包括看日出赏日落,感受日出而作、日落而息的自然节奏,达到淡泊名利、纯净心思的目的。

3.3.7 洞穴养生

洞穴养生利用林区独特的溶洞、山洞,可开发穴居和辟谷养生相结合的旅游产品。

此外,还有森林健身——登山、攀岩、滑雪、山地自行车、游泳等;森林保健——森林浴、森林疗养等;森林花草养生、森林滨河养生等。

森林养生旅游案例一:荷兰 Groot Klimmendaal 森林医院

Groot Klimmendaal 森林医院位于荷兰东部阿纳姆,占地面积不大,却通过悬挑获得了14 000平方米的巨大空间。该建筑错综复杂——透明性、连续性、层次感、多样性、光影、大自然体验,这些共同构成了这个充满力度的环境。这是一个友好、开放,可在原生自然环境中活动的疗养之地。这家森林医院分为三层,包括办公室、诊所、体育馆、游泳池、餐厅和剧院等。医院也可以看作一个公共景观,通透的玻璃与环境无缝连接,森林触手可及。天井和各种挑探形成多重空间,并使自然光深入建筑30米进深。森林医院建筑通过降低能耗、采用可持续材料、使用长寿材料以减少维修费用等方式严格遵循可持续发展的理念。

Groot Klimmendaa 建筑身着棕色铝阳极,包括办公室、诊所、体育设施、游泳池、餐厅和剧院等。建筑多采用透明玻璃,利于采光。社区轻量体育设施齐全,病人可以利用这些设施做一些简单而有效的锻炼。一个浅木楼梯连接各层的建筑,心房和天井的空间可以让自然光穿透,做到节能且带给病人感观上的体验,更利于病人疗养。

森林养生旅游案例二:瑞士 Arosa 森林健康中心

这是一个集健身、水疗等多功能于一体,建筑面积达 27 000 平方米的酒店,它位于瑞士 Arosa 山底的馥郁丛林,呈独特的立体船帆造型。它友好地整合了周围村庄、树木、山脉等视觉元素并用“机械树”采光,使得健康中心在夜晚格外醒目。

Arosa 健康中心内部空间分为以下四层:

第一层主要是健身设施,并配备了部分机械设施和衣柜,方便客人更衣。

第二层主要是设备区和治疗区,包括泳池、美容室、日光浴室、美发室、商店、卫生间和库房等。

第三层位于饭店和健身中心之间的玻璃步行桥上,包括接待区、员工空间、衣柜、卫生间和“桑拿世界”。

第四层则是“水世界”,包括泳池、卫生间、休闲区和库房等。桑拿屋、日光浴室和泳池都可以通过外部的平台进入。

森林养生旅游案例三:日本赤泽自然休养林

赤泽自然休养林位于日本信州木曾路的西部,树龄超过 300 年的木曾扁柏自然森林绵延不断,夏天的新绿、秋天溪流沿岸的枫叶令人大饱眼福。其自古作为森林浴胜地而闻名,是日本三大美林之一,2001 年被定为环境省(部)植物香气风景 100 处之一。

园内除 8 条散步路线外,还保存着曾经在木曾山林中活跃过的“赤泽森林铁路”。此处的森林空间能同时作用于人的视觉、听觉和嗅觉三种感官,从而达到极好的疗效,在医学方面,也已经证实森林浴可以使人舒适放松,这里被认定为“森林疗法基地”。

第4章　温泉疗养旅游

4.1　温泉健康旅游概述

4.1.1　温泉旅游的历史缘起

中国古代的君王利用温泉开展形式多样的娱乐活动最早始于西周时期。周幽王曾经在骊山修建“幽王城”和“郦宫”，沐浴处“上无尺栋、下无环墙”，昂首见星辰，名曰“星辰汤”。“骊山汤，初始皇砌石起宇”，秦汉时期，秦始皇在骊山建立了温泉宫。汉武帝对骊山温泉宫“又加修饰”，证实了温泉旅游活动已经成为帝王们休闲娱乐的一部分。

4.1.2　温泉及温泉健康旅游的定义

温泉是指高于25 ℃，而且不含对人体有害物质的地下涌出的热水。既包括天然涌出的地下热水，也包括人工挖掘出来的地下热水。

温泉健康旅游是以温泉为旅游资源，以温泉文化为主题而开展的旅游活动，让游客在体验温泉的同时达到养生、休闲和度假的目的。

4.1.3　温泉健康旅游的特点

1. 稀缺性

温泉旅游产品的稀缺性是由温泉旅游资源的非普遍性存在决定的。天然温泉的分布受到地质结构的影响，属于非普遍存在性的旅游资源，具有稀缺性的特点。

2. 季节性

春季和夏季温度比较高，尤其是夏天，温泉不能满足游客想要解暑的需求，所以夏季是温泉旅游的淡季。秋季和冬季气候寒冷，泡温泉是首选。所以旅游开发商要根据温泉旅游季节性的特征开发适应性的产品，比如在淡季的时候，可以将泡温泉与水上乐园、漂流、水疗等项目充分结合起来。

3. 体验性

温泉旅游强调体验。温泉旅游是一个通过用眼看、用耳听、用五官去综合感受外部温泉世界的美妙形象，进而由表及里洞悉体悟内在意蕴的过程。从综合的角度说，体验是一种经历，也是一种感悟。“经历”，是跟人们对外部世界的某种五官感觉的感受联系在一起；而所谓“感悟”，是人们对世界内部本质的一种深入认识和领会。旅游者在泡温泉的过程当中，可以全身心地感受泉水的流动、欣赏怡人的风景、领略文化的深邃，是一种实实在在的体验旅游形式。温泉旅游产品的设计与开发应当从这个角度去发掘体验的真实意义，去把握体验的本质属性，才能更为准确地为体验型产品定位。我们的旅游者在旅游的过程可以充分体验种类多样的民族泡浴形式，了解不同温泉地的地域文化，感受丰富多彩的民俗风情。

4. 多样性

温泉健康旅游是以温泉为旅游资源，以温泉文化为主题而开展的旅游活动，让游客在体验温泉的同时达到养生、休闲和度假的目的。温泉旅游地结合地域特征可以开发出自己的主题产品，而且已经有很多温泉旅游区已经集观光、度假、疗养、科普等功能为一体，可以满足旅游者多方面的需求。

5. 养生疗养性

温泉水流至地表，已经经过多年的地底化学变化，蕴藏了多种对人体有益的矿物质和微量元素。人体浸泡于温泉中能舒筋活络、强身健体、美容养颜、安神定惊等。特别是在冬季，气候阴冷，人体活动量减少，容易产生气血凝滞、经络不畅现象，泡温泉能较好地促进血液循环、舒活经脉。

近十几年来，各国都已经进入人口高龄化时期，患慢性疾病的人数大大增加；同时社会的竞争也日趋激烈，人们普遍感到压力大。事实证明，有些病症求医问药效果甚微,而泡温泉疗效显著(尤其是皮肤类疾病)。

6. 脆弱性

温泉旅游产品的设计与开发依托于天然温泉资源。天然温泉是极易被污染的旅游资源,污水回灌、地下水位下降、盐碱化等含水层的变化都会对温泉造成严重的破坏,甚至直接影响到温泉旅游资源的正常开发利用。

日本为了给政府和温泉旅游经营者在开发温泉资源方面提供参考,对温泉的调查记录一直较为详细,从各项资料的记载和深入分析来看,日本部分温泉区由于超限使用温泉水,已造成泉温降低和温泉水质改变的情况。

4.2　温泉种类及健康功效

4.2.1　温泉的种类

地理环境与气候条件的差异使温泉的种类丰富多样。温泉对人体健康起到的关键作用取决于一些特殊的化学物质,由于温泉中含有的成分不同,各种温泉起到的保健作用也是有差异的,主要可分为以下几种:

1. 硫黄温泉

硫黄温泉的主要成分为硫化氢,有"神仙水"之美誉,走近这类温泉,能闻到一股臭鸡蛋味。国内著名的硫黄温泉有位于广东的龙山温泉和四川的花水温泉。人在硫黄温泉浸浴时,先在皮肤上形成硫黄碱,通过刺激皮肤的血液循环和营养代谢来增强皮肤的免疫功能,另一方面,硫黄温泉可以促进损伤的神经系统再生,使血压、血糖平稳,还可以缓解关节韧带的紧张、解决肌肉疼痛问题。

2. 碳酸温泉

碳酸温泉中最有代表性的非华清池莫属了。华清池之所以出名,并不仅仅因为是杨贵妃的浴池,还因此处温泉富含碳酸氢钠成分,是天然的美容泉。在碳酸泉中浸浴时,碳酸附着在人体皮肤表面,形成一层碳酸薄膜,能清洁皮肤,对慢性湿疹、溃疡有很好的治疗作用。二氧化碳进入肺部能增强肺部的气体代谢，促进血液循环，溶解气管、支气管分泌物。饮用碳酸泉水，能刺激胃黏膜充血、锻炼消化功能，加速肾脏水分的排出，还能改善胰岛素的分泌功能。

3. 氯化物温泉

氯化物温泉的主要成分有氯化钠、氯化钙或氯化镁等盐类，位于日本的汤川温泉是最具有历史的氯化物温泉，其泉水无色透明、无味、润肤养颜。浸浴时，温泉的盐类能刺激皮肤毛细血管，改变皮肤渗透度、影响皮肤新陈代谢，防止皮肤老化。同时，氯化钠、氯化镁等盐类能附着于人体表面，防止体内的水分蒸发。氯化物温泉有“神经镇痛剂”之称，长时间浸泡能降低神经系统的兴奋性，对神经痛有较好的治疗作用；针对儿童、体质虚弱的患者有改善人体机能的作用。

4. 碘温泉

碘温泉指的是在每升泉水中碘离子的含量大于 5 毫克的温泉，其能明显地激活机体的防御机能，位于湖北的嘉鱼山湖温泉就是富碘温泉。碘多以微量形式共存于其他高矿化度的盐类泉中，碘离子可以通过皮肤进入体内，促进各种疤痕组织再生。同时，碘也可由黏膜及呼吸道吸收，调整内分泌腺功能，可以预防甲亢、更年期综合征、月经失调等疾病。浸浴后，碘进入人体还可以降低血脂，对高血压和动脉硬化血管病变也有明显的作用。值得注意的是，出血性体质、急性发热疾病、肺结核等患者不适合泡碘温泉。

5. 铁温泉

铁是血红蛋白的重要组成成分，铁温泉主要有硫酸铁泉和碳酸铁泉。广东惠州龙门铁泉富含大量的铁元素，其汤色金黄，温润清爽，有“黄金泉”的美誉。铁温泉既可以沐浴，又可饮用。铁离子可透过皮肤被人体吸收，对皮肤和黏膜有收敛作用，能消炎止痛，对妇科炎症、下肢溃疡等疾病有治疗作用。铁温泉能护肤美容，养颜健身，对腰肌劳损、肌肉萎缩等多种疾病有显著疗效。适当饮用铁泉水也可提高造血机能，促进红细胞的新生，治疗缺铁性贫血。

6. 氡温泉

氡温泉在日本被称为“放射泉”，可以修复暗黄肌肤，舒缓肌肤疲劳。当然，温泉里的氡含量是很少的，远远低于有害的标准，我国庐山天沐温泉是少见的高品质氡水温泉，被誉为“江南第一温泉”。人们在泡氡温泉时，氡气附着于皮肤上，能使毛细血管扩张数目减少并收缩，皮肤的淤血现象减轻；吸入氡气时能降低周围神经兴奋性，可以增强睡意、减轻疼痛。浸浴一段时间能平衡女性内分泌失调，对卵巢功能、月经周期都有很好的影响；氡温泉还能调整心律和血压，对消化系统、神经系统、呼吸系统的疾病更为显著。

4.2.2　温泉的健康功效

1. 强身健体，美容养颜

温泉中含有多种矿物质和微量元素，对人体的健康十分有利。旅游者通过浴用、饮用等途径，可以充分地吸收温泉中的营养成分，强身健体。表4-1是各种温泉的成分与功效对比。

表4-1　各种温泉的成分与功效对比表

温泉名称	主要成分	使用方法	主要功效
单纯泉	各种成分都有，但含量都不大	浴用	辅助治疗神经痛、风湿、皮肤病、骨折，外伤保养
		饮用	辅助治疗轻度胃炎，有利尿功效
碳酸泉	CO_2	浴用	辅助治疗高血压、心脏病、更年期障碍、不孕症
		饮用	辅助治疗肠胃病、便秘，有利尿功效
重碳酸土类泉	Ca^{2+}，HCO^{3-}	浴用	辅助治疗过敏性疾病、慢性皮肤病、荨麻疹
		饮用	辅助治疗痛风，尿管结石，膀胱炎，尿糖病，慢性胃肠炎
重曹泉	Na^{+}，HCO^{3-}	浴用	辅助治疗伤口、烧伤等
		饮用	辅助治疗胃肠病、胆囊炎、早期肝硬化等
食盐泉	Na^{+}，Cl^{-}	浴用	辅助神经痛、风湿、寒症、跌打损伤、挫伤、不孕症
		饮用	辅助治疗胃肠病
		吸入	辅助治疗慢性支气管炎、咽喉炎
硫酸盐泉	SO_4^{2-}	浴用	辅助治疗跌打损伤、烧伤、割伤、慢性湿疹
		饮用	辅助治疗糖尿病、中风、动脉硬化、肥胖症、便秘
铁泉	Fe^{2+}，HCO^{3-}	浴用	辅助治疗风湿、更年期障碍、慢性湿疹、脚气
		饮用	辅助治疗贫血（喷出后立即饮用）
明矾泉	Al^{3+}，SO_4^{2-}	浴用	辅助治疗慢性皮肤病、手脚多汗症、静脉瘤

表 4-1(续)

温泉名	主要成分	使用方法	主要功效
酸性泉	H^+	浴用	辅助治疗脚气、疥癣、不孕症
		饮用	辅助治疗低色素性贫血
硫黄泉	S	浴用	辅助治疗心脏病、动脉硬化、白蜡病、风湿、慢性皮肤病、糖尿病
		饮用	有解毒作用,可缓解便秘
放射能泉	Ra	浴用	辅助治疗痛风、神经痛、植物神经失调症
		饮用	有利尿功效,辅助治疗肝功能不全

资料来源:中国温泉旅游网。

温泉里中含有很多对皮肤有益的元素,经常泡温泉,美容效果好于很多品牌化妆品。温泉既可以帮助人体进行新陈代谢,让皮肤变得光滑,又有助于减肥。通常来说,在40 ℃以上的温泉中泡浴 20 分钟左右,可以消耗大约 300 卡路里①的能量。所以,女人常泡温泉不仅可以美容,而且可以塑形,是纯天然的保养品。

2. 度假休闲,精神享受

温泉旅游不仅仅是一种旅游项目,更是一种让人们远离工作与生活的压力、焕发生命活力的健康之旅。旅游者可在宜人的温泉风景中尽情享受温泉泡浴的欢畅。而且温泉大都远离都市,旅游者还可以感受到回归自然的宁静与祥和。

3. 体验文化,陶冶情操

游客在温泉旅游的过程中可以感受到不同温泉旅游地的民俗所蕴含的深厚文化,增长见识、丰富经历。先沐浴、干蒸、湿蒸,再浸泡、按摩、擦拭,整个过程,旅游者都能感受到温泉养生文化的精髓,充分体验温泉带来的身心舒畅。

4.2.3 泡温泉的误区

虽说温泉对身体有诸多好处,可是你真的会泡温泉吗?别不相信,温泉是

① 1 卡路里 =4.184 焦耳。

能养生保健，但不是随随便便就能“泡好”的，如不慎走入误区可能会损害身体。常见的泡温泉三大误区：

误区一：人人都适合泡温泉。温泉有美容皮肤的功效，其中所含的碳酸物质可以消炎杀菌。但泡在热水中过久，会加速皮肤水分的蒸发、破坏皮肤保护层、导致伤口恶化，所以部分皮肤病患者不宜泡温泉。对于女性来说，生理期期间或前后，怀孕的初期、末期或产后都尽量不要泡温泉。有研究证实，“高热”可致畸胎，而且温泉中的矿物质含量复杂，容易对手术后患者造成感染。另外，有心脏病、高血压或身体不适者，原则上不宜泡温泉。但如果规范服药，经医生允许可以泡温泉，每次以20分钟以内为宜。而且在泡后起身时应当缓慢，防止因血压下降、血管扩张导致头昏眼花而跌倒受伤。

误区二：泡温泉时间越长越好。一些泡温泉的爱好者经常在池子里一待就是几个小时，有些人甚至以为时间太短没有效果，其实这都是不科学的，温泉中对人体有益的矿物质在高温作用下可以舒缓人的筋骨，解除疲劳，但是待在水里的时间过长会使毛细血管过分扩张、心脏跳动加快，甚至出现头脑发昏等现象。糖尿病患者如果长时间泡温泉，会加速胰岛素的消化吸收，而且长时间身体过热会使机体能量消耗增加。小孩由于皮肤细嫩，长时间泡在高温的水里可能会损伤皮肤，老人长时间浸浴可能会出现血压升高、晕倒的现象。所以建议以上人群浸浴时间不要超过30分钟，水温不要超过40 ℃，以免出现意外。

误区三：泡温泉前后没有准备工作。大多数人知道如何泡温泉，可是对泡前的准备工作和泡后的处理工作却一无所知，其实这样的行为对浸浴的健康效果有很大的影响。

在泡温泉之前一定要把身上的金属饰品摘下来，同时避免空腹、饭后、酒后马上泡温泉。最好不要在浸浴后用大量的沐浴液冲洗，因为人体在带有矿物质的温泉中待过，附着在皮肤上的矿物质有天然的保养作用，泡后用沐浴液冲洗会使附着在皮肤上的矿物质流失。皮肤干燥者在浸泡温泉之后应该抹上滋润皮肤的乳液，以免肌肤水分大量流失而引起不适。

4.2.4　健康泡温泉的步骤

第一步：试探池温。先用手或脚探测泉水温度是否合适，千万不要一下子跳进温泉池中。

第二步：脚先入池。坐在池边伸出双脚慢慢浸泡，然后用手不停地将温泉水泼淋全身,逐渐让全身进入到泉水中。

第三步:先暖后热。温泉内设不同温度的泳池,要循序渐进从低温度泉到高温度泉浸泡,逐步适应泉水温度。

第四步:掌握时间。一般温泉浴可分次反复浸泡,每次为 20 ~ 30 分钟,在烫身的池水中每次浸泡时间不要超过 10 分钟。如果感觉口干、胸闷,就到池边歇一歇,做一做舒展身体的运动,再喝些饮用水以补充水分,有些人喜欢将全身泡的通红,但要注意是否会出现心跳加速,呼吸困难的现象。

第五步:配合按摩。适当的穴位按摩会加强温泉保健的功效,对一些疾病有明显的治疗作用。

第六步:清水冲身。尽量少用洗发水或沐浴露,用清水冲身则可。

4.3 温泉健康旅游产品

4.3.1 温泉观光旅游产品

温泉观光旅游产品是充分利用温泉资源的审美特征开发的或与周边优美的自然环境组合起来的适合旅游者观赏的景观,如人造景观观光、水域观光、农园观光等。比较有特色的美国黄石公园,园内就有喷泉 3 000 多个、温泉 1 万多个,温泉和间歇泉成了黄石公园最负盛名的风景。

4.3.2 温泉度假旅游产品

温泉度假旅游产品是指利用旅游区的良好温泉资源,建设各种现代化的娱乐设施来满足旅游者度假休闲需求的产品。如温泉水上乐园、温泉高尔夫、温泉滑雪场等,这些项目把静态的温泉和动态的娱乐有机结合在一起,满足了游客全方位的需求。

4.3.3 温泉疗养旅游产品

温泉疗养旅游产品是指利用旅游区的良好温泉资源,开发吸引游客进行养生治疗、美容美体的康体保健产品。

(1)温泉疗养项目

温泉疗养项目包括针灸、推拿、拔罐、水疗等保健项目,也包括果蔬浴、牛奶浴、中药浴、红酒浴等泡浴项目。

(2)温泉美容区

温泉美容区建设有温泉瑜伽馆、温泉水疗馆、温泉美容院、温泉减肥中心等,为广大女性顾客提供一条龙美容体验。

(3)温泉养生商品

根据健康配方,依托温泉资源,可以制作出方便游客购买的商品。如凉茶的茶包、芳香疗法的精油、温泉皂等温泉洗浴用品、温泉鱼等特色温泉食品等。

4.3.4　温泉文化旅游产品

温泉文化旅游产品是指利用旅游区的良好温泉资源,设计能让游客充分感受到不同旅游区地域文化、洗浴文化、建筑文化和科普文化等一系列文化产品的总称。

1. 地域文化

温泉所在地的独特地域特征,是一个温泉旅游地区别于其他温泉旅游地最重要的标志。旅游者在尽情享受泡温泉的同时,还可以深入了解当地的历史文化、民俗风情,满足了旅游者对温泉文化的高层次需求。

2. 洗浴文化

洗浴文化是温泉文化的核心。不同的温泉旅游地有着不同的洗浴文化。在日本,洗浴前的准备工作、更衣过程、入浴方式等都要遵循一定的规则,这些都形成了其独特的洗浴文化。我国的少数民族有种类丰富的民族泡浴形式,如鲜花浴、普洱茶浴、大理石浴、咖啡浴、芳香疗法等。

3. 建筑文化

温泉的建筑文化主要体现在温泉旅游地的建筑特色上,别具一格、外表精美的建筑时时刻刻都在刺激着旅游者的文化情结。在意境合一的环境里泡温泉,会让旅游者身心放松,是一种全方位的、独特的体验。

4. 科普文化

温泉是大自然的杰作,它的形成蕴含着一定的科学原理,旅游者在旅游的过程中既能舒缓身心、美容美体,又能增长知识、开阔视野。游客通过参观温泉博物馆,可以了解到温泉的成因、成分、医疗功效、泡浴注意事项等科学文化知识。

温泉健康旅游是以温泉为旅游资源,以温泉文化为主题而开展的旅游活动。我们在温泉健康旅游中要做到享受泡汤、快乐疗养与体验文化的统一。

4.4　温泉旅游产品设计的关键点

为了确保温泉的档次与氛围,要对特定温泉区域内的容积率进行必要的限制。此外,更重要的是要形成品牌,这是决定温泉品牌高质量的关键因素。具体包括如下几个方面。

1. 保护当地生态环境

这不只是为了保护环境,还为了提高温泉地的档次。温泉旅游不仅卖温泉内部的环境,也卖外部的环境。欧美和日本温泉开发最显著的特点就是紧密结合自然地理特征,注重温泉地区的整体形象策划和环境保护。而国内很多地区的温泉开发往往忽略这一点。

2. 提高温泉水的质量

温泉水涌出地面瞬间的水质是最为真实的,对涌出后的温泉水即便不做任何人工处理,也会因为地表氧化环境的作用使得涌出瞬时的水质发生“衰变”。“原汤”洗浴应该每日换水,循环消毒性洗浴应该保证每日注入一定的“新汤”,定期全部更换旧水。为了保证水质,还需要做更多的努力。尤其在中国目前的环境下,对温泉这种游客之间密切接触的产品来说,消除游客心中对卫生环保健康的顾虑,一些工作必不可少。

(1)建立一套直观的游客管理体系,让游客感到放心。向游客宣传泡温泉的注意事项,如正确的泡温泉方法、温泉禁忌和泡温泉守则。温泉禁忌是经营者可以控制的。对于不适合进入温泉的游客,如癌症患者、各种急性疾病患者、各种传染病患者、怀孕初期和临产期的孕妇等,要对游客进行必要的提醒,并提供其他服务项目以作补偿。同时,配备医生,尤其是传染病和皮肤病医生把关,确保没有传染病的游客进入。对于泡温泉的游客,则要对其行为提出更多的要求,这是基于对所有游客负责任的态度。如要求净身后才可以入池,禁止吸烟,劝阻追逐喧哗者。当然,这需要游客的自觉配合,也可以配备一些工作人员进行监督。

(2)定期如实向客人公布自家温泉的水质及变化、涌出量、化学分析结果,并将温泉疗效张贴告知游客。甚至要确保温泉地的诚实运营,展示泉源、开放后台,向客人公布温泉水的利用方式。这除了让游客信任温泉质量之外,也是对温泉经营者的监督,确保温泉水保持一定的质量。这种操作如果仅依靠企业来实现,非常困难,所以需要借助地方政府的监督,以及温泉旅游企业协会的监督。如果旅游者能提高鉴别能力则更有效。

3. 提高管理和服务水平

产品档次高低不仅取决于产品本身,更重要的是与之配套的管理和服务。事实上,服务本身就是产品,也是温泉品牌的体现。为了提高温泉产品的档次,管理和服务是重要的环节。基于养生、休闲、生态的理念,要构建一整套的管理服务体系,为游客提供相应的体验项目,坚持以高品质、专业的服务作为品牌经营的特色。高品质体现在温泉地的吃、住、行、游、购、娱等各个细节,专业体现在实际经营过程中。温泉作为一种特殊的生态养生旅游产品,需要配备大量的相关专业技术人员和管理人员,涉及淋浴、客房、餐饮、园艺、解说等各个方面。除了常规的服务人员之外,还需要聘请专门人才,如医生、按摩师等。此外,要对上岗员工进行技术考核,颁发相应的技师资格证书。

案例分享一:庐山天沐温泉度假村

江西庐山天沐温泉位于著名旅游胜地——九江市庐山温泉镇,占地面积 200 亩,是在原江西省庐山温泉工人疗养院基础上,由珠海百富辰投资有限公司投资建造的四星级温泉旅游度假村。天沐温泉依托庐山独特的历史文化、优美的自然环境、良好的温泉水资源、便利的交通条件,以武汉、南昌、九江等周边城市作为主要的客源市场,开展以观光娱乐为主,兼有休闲度假、康疗保健、商务会议等的多功能温泉旅游度假村。建有 30 多个不同风格的露天温泉池,投资 1 800 万元建设“温泉水上乐园”;另外还建有棋牌室、户外垂钓、网球场等一系列休闲娱乐设施。天沐温泉背倚庐山，南临鄱阳湖，自然环境优美，可近观庐山、远眺鄱阳湖，是周末观光娱乐的度假胜地，素有“江南第一温泉”之美誉。

案例分享二：珠海御温泉

珠海御温泉位于珠海市斗门镇，地处珠江三角洲地区，经济发达，人口众多，客源市场潜力巨大。优越的区位，众多的客源，珠海御温泉采取康体保健开发模式。建有大型的露天温泉、花草温泉、木温泉、咖啡温泉、酒温泉、瀑布温泉、音波喷射温泉以及大型的健身中心，形成了以康体保健为主，休闲、度假、商务会议、娱乐等功能为辅的综合性温泉度假村。

案例分享三：西安华清池

西安华清池，南依骊山，北临渭水，区位条件优越，自然环境优美，历来是帝王将相垂青的地方，其开发利用温泉的历史可以追溯到6 000 多年前，唐玄宗时期进行大规模修建，因宫建在温泉上，故名为“华清池”。白居易在《长恨歌》里描述当时洗浴场景：“回眸一笑百媚生，六宫粉黛无颜色。春寒赐浴华清池，温泉水滑洗凝脂。”震惊中外的“西安事变”遗址就在华清池风景区内。近年来，唐华清宫遗址区域内相继发掘、出土了我国现存唯一的一处皇家御用汤池群落和我国最早的一所皇家艺术院校，并在其遗址上建起了唐御汤遗址博物馆、唐梨园艺术陈列馆，以翔实的文物资料展示出华清池的6 000 年沐浴史和3 000 年皇家园林史。华清池通过仿唐歌舞、仿唐温泉浴室、仿唐宫廷茶道表演、各种名贵汤池的开发，再现盛唐场景。

第5章　园艺养生旅游

园艺养生是一种以园艺为媒介的,有目的的身心健康一体化促进的知性活动。无论是在小小的阳台上,还是在私人花园里,园艺都能为人们带来欣喜和愉悦。这种美的创造与美的传播为人们带来了多重的养生功效。园艺养生是养生的一种方式,中医认为园艺是天、地、人合一的养生活动,通过人与土地的接触,配合天时进行的种植活动,获取收成过程带来心灵的满足与喜悦。

目前,园艺养生正在国外方兴未艾。早在几十年前,英国和美国就成立了各种“园艺疗法协会”;美国有300多所植物园等场所提供园艺疗法服务;日本很多医院都开辟了园艺疗法庭院,“园艺疗法研修会”会员已经发展到1 200余名;韩国有数所大学开设了园艺疗法课程。

在国内,亦有中国农业大学李树华教授带领的“园艺疗法”课题组,通过对敬老院20多位老人的实验调查发现,园艺活动后老人们的心率、血压、脉搏等各项指标都有较为明显的改观,心情变化测定图显示他们的精神状态良好。

5.1　园艺养生旅游概述

所谓园艺养生,就是通过栽花、种草、种菜或培植果树来达到陶冶情操、修身养性和预防、治疗疾病的目的。提到园艺养生,不得不从园艺疗法说起,因为园艺养生这一概念来自园艺疗法。园艺疗法(Horticultural Therapy),是日本的叫法,韩国称为园艺治疗,简单的定义是:利用园艺来治疗。根据美国园艺治疗协会的定义,园艺治疗是通过园艺活动,如花卉及蔬果种植、干花手工艺、治疗性园景设计等,从而令参加者获得社交、情绪、身体、认知、精神及创意方面的好处。例如美国旧金山有家医院专为一些慢性病人开辟了一片空地,让他们从事花草和蔬菜的种植活动;澳大利亚的一家疗养院,还根据患者的不同症状,让他们分别在田野里进行拔草、剪枝、施肥、松土、浇灌等体力劳动,实践证明这些病人康复得很快。日本也有一家疗养院,将心理治疗和心理调节融为一体,让病人在轻音乐中吃药,从事拔草、捉虫、浇灌、授粉等园艺活动。园艺治疗可应用于不同年龄、不同背景及不同能力的对象。这种非传统医学也被越来越多的人所接受,各项研究不断证明了其对人体健康的重要作用。

园艺养生机理在于当你在浇灌、松土、施肥等劳作时,你的肢体得到了锻炼,血液循环得到改善;当你看到花草那种顽强的生命力时,能激发体内的活力;当你置身于亲手种植的姹紫嫣红的鲜花丛中或手捧果实时,能感受到丰收的喜悦,你的心情会得到最大的安抚和放松。

对于有着工作生活双重压力的现代都市人来说,闲暇时尤其需要调节生活、放松精神、舒缓压力。园艺养生就是为了改善人的身心健康。世界上的发达国家已经进入老龄化与少子化社会,我国也在逐渐步入这种社会。且当今社会与家庭问题突出,园艺疗法也被认为是最能缓和与解决这些问题的有效手法之一。

5.1.1 园艺养生旅游的形成与发展

园艺活动和园艺产品所带来的身心愉悦对于人类的健康有着不可估量的作用,早在古埃及时期,就已经为人们所了解。人们发现,在花园里散步具有镇静情绪和促进康复的作用。古埃及医生给精神病患者治病的方法之一,就是让情绪波动的病人漫步花园,以此来稳定情绪,这是园艺疗法的最初形式。园艺疗法一直被视为一种技术,而作为学科专业却是近世纪的事。园艺疗法从远古时代至今主要经历了创始期、变革期、成长期。

二次世界大战后至 1970 年,美国将园艺疗法引入到伤员康复和职业培训中,为园艺疗法加入了新的内涵。美国园艺治疗协会于 1973 年成立,并由此推广园艺治疗及执行专业注册制度。随着园艺疗法的不断推广和应用,欧美及日本等地的大学开设园艺疗法培训课,使园艺疗法的研究和应用进入一个新时期。美国和加拿大已经有上千家医院通过植物来提供多种治疗方式,给身体和情感上有障碍的人提供帮助;北美洲有超过 250 个园艺治疗师在不同的机构(疗养院、学校、医院等)工作,帮病人减轻身心痛苦。

我国对于园艺疗法的研究起步较晚。公元 581—1279 年,园艺种植与观赏在隋、唐、宋时期发展最为繁盛,涌现出大量园艺品种,并东传日本,民间关于植花种草的诗词歌赋也遍地开花。到了 1368—1949 年的明、清、民国时代,封建社会没落,政府腐败,民不聊生,观赏园艺发展停滞甚至衰退。园艺发展在“文革”

期间同样受到重创,很多老一辈育种家培育的珍贵品种被视为“封资修”,毁于一旦。之后,我国的园艺种植与观赏基本处于停滞状态,直到2000年才首次介绍了园艺疗法的相关概念、历史、现状、功效等,其他相关研究还有待进一步开展。

5.1.2 园艺疗法

园艺活动的养生作用已经被医学界所认同,专家们将通过园艺活动来保健身心的方法通称为“园艺疗法”,包括植物疗法、芳香疗法、花疗法、药草疗法、花艺疗法(插花、押花、组合花园制作等)。园艺疗法是透过园艺治疗师等专业人士的设计与指导,通过花、果、蔬菜和香草植物等的栽种与花艺等活动,让人从生理、心理、认知、社交及职业技能等方面获益。园艺疗法是从美国等发达国家开始兴起的一种新型治疗方式,主要通过植物及与植物相关的活动对人们的生理和心理健康及恢复产生一定的作用。园艺疗法与通过运动、音乐、艺术、游憩等的治疗原理一样,除了治疗疾病外,更重要的是在于维持精神健康、缓解压力,帮助患者在心理上产生一种转移作用。现在,园艺疗法被认为是补充现代医学不足的辅助疗法,是协助病人减轻病痛、抚慰情绪的有效方式。科学证明,病患者通过养花或种植蔬菜等园艺活动,在保健身心的同时,也可以帮助他们重燃对生活的热情。

园艺疗法的概念最早起源于1699年,一位名叫李那托·麦加的人在《英国庭园》中对园艺的治疗效果记述道:在闲暇时,您不妨在庭园中挖挖坑,静坐一会,拔拔草,这会使您永葆身心健康,这样的好方法除此之外别无他途。美国越来越多的卫生医疗机构,从医院到老年护理院再到精神病院等,都在青睐“园艺疗法”,用园艺活动来作为治疗病人的一种手段。研究发现“园艺疗法”能够减缓心跳速度、改善情绪、减轻疼痛,对病人康复具有很大的帮助作用。

狭义的园艺疗法是对于有必要在其身体与精神方面进行改善的人们,利用植物栽植与园艺活动从社会、教育、心理以及身体诸方面进行调整更新的一种有效的方法,其服务的人群主要是残疾人、高龄老人、精神病患者、智力低下者、乱用药物者、犯罪者以及社会的弱者等身体与精神方面需要改善的人。随着人们对于园艺疗法研究的深入,园艺疗法的概念也在不断地拓展。服务对象和人群更为广泛,除了上述人群外,也适用于健康和亚健康状态的人;治疗的方法除园艺操作和植物栽植外,还包括利用植物的生态作用和保健功能。

广义的园艺疗法是指利用植物或者围绕植物开展各种活动，促进人们身心健康和精神恢复的疗法，包括芳香疗法、色彩疗法、景观疗法、植物五行疗法、森林浴、光疗、氧疗和声疗等，可适用于不同年龄、背景、能力的人及有各种身体状况和心理状况的人。

园艺疗法是别具一格的疗法。它主要通过种花、种草、种菜、培植果树等一系列活动来治疗疾病。在种植花草的同时，也闻到了花香，因此，可以说园艺疗法是兼有香味的疗法。在街心公园里松土锄草，或者向花木浇水，观赏各式各样的花卉，所有的这一切都会给人们以极大的精神安抚。医学家们确认，园艺疗法主要是通过调整中枢神经系统兴奋与抑制过程的失常，促进疾病向好的方面转变。如各种慢性病症患者，往往存在着焦虑状态和沮丧心理，通过种植花草树木，看到亲手栽培的花木正在日新月异蓬蓬勃勃地向上长，就会有一种自豪感涌上心头，进而增强战胜疾病、创造美好生活的勇气。精神、神经系统疾病患者，向来很难和旁人相处，通过种植这些有生命的植物，也就迈出了适应社会的第一步，促进了身体的康复。

园艺疗法操作的主要方面：

(1)活动(Movement)的成分

身体运动(全身、上肢和手，下肢的运动，筋骨与关节可动部位，协调性)，刺激感觉(触觉、视觉、听觉、平衡感、温冷觉、味觉、嗅觉等)。

(2)注意力集中(Intention)的成分

注意力集中，智慧(经验)积累，加深理解力。

(3)生命(Life)的成分

季节的变化，生长周期的变化，生命力的增强。

(4)抑制(Keeping)的成分

适度的疲劳，增加体力与促进心脏机能，时间的有效利用，人们之间的交流。

5.2　园艺养生旅游的健康功效

园艺对健康的影响，一方面来自从事园艺活动。在从事劳作的过程中，感官和身体机能受到刺激，身体得到锻炼，同时体验生命的美好和收获的成就感。园艺活动早已应用于心理疾病患者和智障者的治疗。如日本的精神科医生认为，翻土是最好的治疗方法。智力迟钝的孩子们学习花的分类，数叶子和花瓣数，会觉得非常开心和自豪，在从事园艺活动的过程中，他们也学会了如何交流、如何合作。此外，轻度的园艺活动有助于降低血压、促进血液循环、保护关节等，不失为保健的一剂良方。

园艺疗法的对象也逐渐扩大到普通人群。精神压力大的人，可以在自己喜欢的庭院中进行园艺操作，除转移注意力外，通过植物旺盛的生命力、缤纷的色彩、沁人的芳香带来身体放松、内心平静以及成就感，还能通过出出汗，带来适度的疲劳感和酸爽感。

园艺对健康的影响，另一方面来自游览园艺景观。美好的事物都有治愈的能力。在我国社会主义精神文明建设的浪潮下，在节庆活动中各种花卉让人目不暇接。美的感观，令人产生对生命对生活的热爱，从而提高幸福感。

而园艺植物本身更是有很多药用及保健功效。比如蓝莓号称“抗氧化之王”，苹果有“活水”“智慧果”之称，蟠桃有“仙果”“寿桃”美誉，还有“小人参”胡萝卜，“菜中皇后”洋葱，“抗癌之王”甘薯等，许多花草树木都能吸收空气中的有毒气体，释放氧气。除了森林等树木较多地带，花草繁多的地方也是负离子较多的场所，当然也是进行空气负离子疗法的好去处。

5.2.1 园艺养生的精神功效

园艺有助于调剂现代人的精神生活。芳香的鲜花，使人赏心悦目。居室里放上几盆花卉、盆景或在庭院种植一些花草，可以丰富和美化家庭的环境，增添生活情趣，消除各种消极情绪。养花、做盆景既是体力锻炼，也是文化艺术修养的体现。研究证实，经常观赏盆景、鲜花，可使性情急躁的人变得温顺，心情不好的人变得爽朗愉快，消沉的人变得积极向上。一些老年孤独症患者参加园艺劳动后，生活增添了乐趣，其寂寞和孤独感也减轻了许多。而且，人们在种花养草时，通过感受和体验这种高雅的活动，可调节情绪，给精神上带来某种寄托和安慰。

1. 消除不安心理与急躁情绪

在医院病房周围种植草木，于其中散步或通过门窗眺望，可使病人心态平静。据报道，在可以看见花草树木的场所劳动，不仅可以减轻疲劳感，还可以使劳动者产生满足感，如果是园艺栽培活动的话，效果则更佳。

2. 增加活力

投身于园艺活动中，可以使病人、特别是精神病患者忘却烦恼，产生疲劳感，加快入睡速度，起床后精神更加充沛。

3. 张扬气氛

一般来讲，红色花朵使人产生激动感，黄色花朵使人产生明快感，蓝色花朵、白色花朵使人产生宁静感。鉴赏花木，可刺激并调节大脑，使大脑松弛。

4. 培养创作激情

盆栽花木、花坛制作以及庭园花卉种植等各种园艺活动，是把具有自然美的植物按照自己的想法进行布置处理，使其成为艺术品。这种活动可以激发创作热情。

5. 抑制冲动

在自然环境中整地、挖坑、搬运花木、种植培土以及浇水施肥，在消耗体力的同时，还可抑制冲动，久而久之有利于形成良好的性格。

6. 培养耐心与注意力

园艺的对象是有生命的花木，在进行园艺活动时要耐心并有持续性。例如，修剪花木时应有选择地剪除，播种时则应根据种粒的大小覆盖不同深度的土壤，这些都需要耐心与注意力。若在栽植花木的中途去干其他事情，等想起重来栽植时，花木可能已枯萎。因此，长期进行园艺活动的结果，无疑会培养忍耐力与注意力。

7. 增强行动的计划性

何时播种、何时移植、何时修剪、何时施肥，植物种类不同，操作内容不同，则时间与季节亦不同。园艺活动，必先制订计划，书面计划或脑中谋划，因人而异。此项活动可以增强自己与植物的感情，把握时间概念（早、晚、季节的变化等）。

8. 增强责任感

采取责任到人的方法，病人必须清楚哪些是自己管理的盆花、花坛等。因为花木为有生命之物，如果管理不当或疏忽会枯萎。这可使病人认识到哪些是自己不得不做的工作，从而产生与增强责任感。

9. 树立自信心

待到自己培植的花木开花、结果时，得到人们的称赞，这说明自己的辛勤劳作得到人们的认可，自己在满足的同时还会增强自信心。这对失去生活自信的精神病患者，医治效果更佳。当然，为了不让患者们失望，开始时应该选择易于管理、易于开花的花木种类。

5.2.2　园艺养生的社会功效

1. 提高社交能力

参加集体性的园艺疗法活动时，旅游者以花木园艺为话题，产生共鸣，促进交流，这样可以培养与他人的协调性，提高社交能力。

2. 增强公共道德观念

利用花木对自己的生活环境进行美化绿化，或者自己所负责的盆花、花坛开出漂亮的花朵，在增强自信的同时，还为大家做了有益的事情。另外，为花坛除草摘除枯萎花朵、扫除落叶等活动，可以培养自己的环境美化意识和习惯，增强公共道德观念。

5.2.3　园艺养生的保健功效

园艺劳动带给身心健康的益处很广。比如种植、浇水、锄草等劳动，能增加身体活动量，运动四肢肌肉和关节。大量的观察及研究发现，园艺劳动对神经官能症、高血压、心脏病等疾病具有很好的辅助治疗作用，尤其是当上述病人在病情相对稳定后，进行适当的园艺劳动，更有利于改善神经系统及心血管系统功能。除此之外，还有稳定情绪及消除失眠等痼疾的效果。老年人缺钙较为普遍，有研究还证实：经常从事园艺劳动能使人骨骼坚强，预防骨质疏松症的发生。许多花卉都有特殊功效，有助于防病。科学家发现，许多植物花朵分泌的芳香油中有一种特殊的芳香类物质。这类物质被吸入肺部输入体内各部位，有杀菌、消炎、利尿和调节神经中枢的功效。我国临床药学工作者已从香花的芳香精油中检测出多种杀菌物质。此外，在绿色环境地带活动，可以缓解疲劳，消除紧张情绪，使皮肤温度降低，脉搏减缓，呼吸均匀，嗅觉、听觉和思维活动的灵活性增强。

1. 刺激感官

植物的色、形对视觉，香味对嗅觉，可食用植物对味觉，植物的花、茎、叶的质感（粗糙、光滑、毛茸茸）对触觉都有刺激作用。另外，自然界的虫鸣、鸟语、水声、风吹以及雨打叶片声也对听觉有刺激作用。卧病在床的患者或者长久闭户不出门的人们，到室外去呼吸新鲜空气，接受日光明暗给予视觉的刺激，感受冷暖对皮肤的刺激，这可称为自然疗法，也是园艺疗法的内容之一。白天进行园艺活动、接受日光浴，晚上疲劳后上床休息，有利于养成良好的生活习惯，保持体内生物钟的正常运转，这对失眠症患者有一定的疗效。

2. 强化运动机能

人的精神、身体如果不被频繁使用的话，机能就会出现衰退现象，局部性衰退会导致关节、筋骨萎缩，全身性衰退会导致心脏与消化器官机能低下、易于疲劳等。园艺活动从播种、扦插、上盆、种植配置等坐态活动到整地、浇水、施肥等站立活动，每时每刻都在使用眼睛，同时四肢都要运动，亦即它为一项全身性综合运动。残疾人、卧病在床者以及高龄老人容易出现精神、身体的衰老现象，而园艺活动是防止衰老的最好措施。

园艺疗法可作为多种疾病的辅助治疗，最适宜老年人应用。园艺疗法的适应证包括：低血压、原发性高血压、胃及十二指肠溃疡、溃疡性结肠炎、习惯性便秘、肺结核、紧张性头痛、收发性痉挛症、弱视、更年期综合征、抑郁症、精神分裂症，等等。

5.3 园艺养生旅游产品

5.3.1 康复花园

以新加坡植物园康复花园（Healing Garden）为例。

康复花园于2010年建成，面积2.5公顷，收集了超过400种药用植物，以东南亚常见的植物为主。有趣的是，与常规的药草园展示方式不同，花园平面图有如一个蜷缩在母体被绿色所孕育的婴儿。

沿着贯穿全园的步道即可依次到达呼吸和循环系统区，消化系统区，肌肉、骨骼、皮肤和神经系统区，生殖系统区，最终经由头颈耳鼻喉区回到主入口完成环园之旅。每个区块栽植了针对人体相应部位有保健治疗功能的药用植物。康复花园主要药用植物种类：

头颈耳鼻喉区：积雪草、槟榔、菱叶铁苋菜、葫芦树、黄槿、铁力木、美丽球花豆。

消化系统区：肉豆蔻、大高良姜（红豆蔻）、木橘、白落葵、五桠果、水同木、胡椒。

肌肉、骨骼、皮肤和神经系统区：散沫花、芦荟、花叶假杜鹃、红厚壳、鸭嘴花、丁香苞。

生殖系统区：沉香、东革阿里、米兰、山菅、火筒树，黄花稔、乌墨。

康复花园隐藏在植物园的角落，较不易发现，园内树木郁闭、鸟语蝶舞、清新宁静，游人大多不至于此。主入口设计简单而低调，有远离喧嚣的感觉。内部空间复杂，自然景观丰富。园路并不宽阔，但一条醒目的盲道贯穿其中，游人沿着这条步道展开人体健康探索之旅。园子的头颈耳鼻喉区设计了一个台地，绕过一丛高大的双荚决明，从隐藏其后的台阶即可到达。园中另有小泉一泓，汩汩于耳却非细心者而不能至也。园内设施如园门、长椅、凉亭、果皮箱均以暗绿色或原木色装饰，最大程度回归生态，绝无抢眼的摆设。除五个主要区块外，还设置了有毒植物区，不过为安全起见，这一区域通常都是大门紧锁。

园内的路牌标示也十分人性化，针对各种植物分别用英文和中文（有的还有盲文）标出来源、形态、成分、性味、品质鉴别、应用、附注等内容，并配以原株的全株和叶花果的细部彩图，可谓十分细致入微。此外，从盲道、无障碍设施的贴心设计，都可以看出康复花园对残障人士的关怀。

5.3.2　养老地产——疗养院

优先农业在规划养老地产园区时，将传统的园林绿化用地改成园艺种植，将土地分配给在此养老的老人，老人根据自己的意愿选择是否承种，承种土地的老人在此精心经营他们的园艺，或许种花，或许种植蔬菜，老人会在种植、收获中倾注情感、释放创意，获得自信与成就感，同时老人们会在经营园艺中相互沟通，相互充沛彼此的晚年生活。有研究证实，园艺疗养对老人心情指数的提升是非常明显的。

如果仅是改变现有园林绿化的方式，将其变成老人们参与性强的园艺种植，以实现园艺疗养，这其中还存在着制度性的风险，还需要一个能组织、指导老人进行园艺种植、分享、庆典的角色，也是一个新的职业——园艺疗养师。园艺疗养师成为养老机构的重要角色，当园艺疗养师这个职业变得普遍起来，老人的养老品质将变得更有保障。园艺疗养师是经过园艺治疗的专业训练的，懂得园艺务实技巧，能够根据参与者不同的能力和需要，安排设计合适的园艺活动或与植物有关的活动，从而达到治疗效果的专业人员。在推行治疗前，园艺疗养师需要评估参与者的能力和需要，依照个人的具体情况制定目标，并设计安排合适的园艺活动。园艺疗养师注重参与者的整个参与过程，完成制定任务只是其中的一个环节。一个优秀的园艺治疗师可作为职业培训师、职业康复治疗师、社区花园的协调员等。

总的来说，疗养院中的园艺疗法分为两个部分，一部分是从感受出发，通过农业园艺景观设计激发使用者在触觉、嗅觉、味觉、听觉和视觉等感官方面的疗效；另一部分则是通过课程设计让使用者积极参与进来，通过实践操作获得效益。

案例分享一：农业产业化主题公园——神户葡萄酒城

神户葡萄酒城以葡萄酒文化产业为主线，农业生产、实习、研发、展览、观光、销售与餐饮住宿多功能复合型的休闲农业体验公园。主要功能：

(1)神户葡萄酒及神户矿泉水的生产；

(2)培训农业经营者、学生；

(3)都市居民观光休闲农业。

神户葡萄酒城具有农业生产与加工功能、农业实习与进修功能、研究与技术开发功能、展览与参观学习功能、休闲功能、农产品销售以及饮食和住宿等功能。可以说，它是一种具有多功能的复合性或综合性场所。

在日本，其几乎与闻名遐迩的神户牛肉齐名，属高档酒水，而且也销往欧美国家。这是日本唯一的由政府主持酿制的神户葡萄酒。

神户市农政局提出了“农业公园构想”，计划用地规模 3 000 亩，其中梨园、葡萄酒专用葡萄园以及农业公园，建在标高 120 ~ 160 米的国有林及区有林。一部分直接向市场销售，一部分用于观光及采摘。此外，葡萄园种植了 4 万株欧洲品种的葡萄，产量为 1 000 吨，预计生产 110 万瓶 720 毫升每瓶的葡萄酒。

农业公园由停车场、农业体验馆，葡萄酒用葡萄种植场等公营部门和其他部门组成。公营部门由神户市委托管理，其他部门由相应的各自机构从神户市租借经营，主要有葡萄工厂馆、葡萄成熟馆、葡萄酒产品馆、西餐馆以及烤肉广场。

神户葡萄酒与神户牛肉同为神户的地方特产。在世界食品竞赛"Monde Selection"的葡萄酒单元中，自1988年以来连续5年获得"International High Quality Trophy"金奖。1979年，作为农业振兴计划的一环，神户市设立了财团法人神户市园艺振兴基金协会，开始了葡萄的栽培。这是神户葡萄酒走出的第一步。4年后的1984年开设了农业公园——神户葡萄酒城，同时开始营销以"100%神户产葡萄"为品牌特征的神户葡萄酒。

案例分享二：山东寿光市蔬菜高科技示范园

寿光蔬菜高科技示范园位于山东省寿光市洛城街道，建于1999年8月，是国家级农业科技园区、4A级景区，规划面积2万亩，中心区1万亩，是集科技开发、科普教育、技术培训、试验示范、种苗繁育等于一体的多功能蔬菜科技示范基地。以蔬菜节庆为引擎，树立园区旅游品牌。

设施完善，承揽菜博会——2001年，寿光蔬菜高科技示范园建设了寿光国际会展中心，成为第二届蔬菜博览会的主会场，截至目前，蔬菜博览会已连续在示范园举办十五届，共有50多个国家和地区，30个省、市、自治区，共2 000多万人次参展参会，实现各类贸易额1 759亿元。

节庆引领，提高知名度——通过承办菜博会展示先进农业技术和品种，通过商贸洽谈、科技论坛、观光游览让国内外游客了解了园区，提高知名度，让寿光的蔬菜产业走向世界。

传媒造势，树立品牌——通过菜博会的平台，园区借助政府、媒体等宣传渠道对盛况的报道，让游客在了解寿光的同时记住园区的品牌。依托蔬菜产业链，通过各环节的旅游化开发，实现产业链的纵横延伸。

第6章 海洋健康旅游

6.1 海洋健康旅游概述

6.1.1 海洋旅游与海洋健康旅游

1. 海洋旅游

海洋旅游是指人们在一定的社会经济条件下，以海洋为依托，以满足人们精神和物质需求为目的而进行的海洋游览、娱乐和度假等活动所产生的现象和关系的总和。海洋旅游是指人们以海洋资源为基础的包括观光、度假和特种旅游等各类旅游形式的总称。

海洋旅游是以海洋为旅游场所，以探险、观光、娱乐、运动、疗养为目的的旅游活动形式。海洋面积辽阔，开发潜力很大。海洋空气中含有一定数量的碘、大量的氧、臭氧、碳酸钠和溴，灰尘极少，有利于人体健康，适于开展各种旅游活动。在海上旅行具有与陆地迥然不同的趣味，游客可在海上观看日出日落，开展划船、海水浴，以及各种体育和探险项目，如游泳、潜水、冲浪、钓鱼、驰帆、赛艇等。游船是海洋旅游的主要交通工具。当今世界拥有数百艘豪华型游船，不仅可为游客提供食宿，而且具有各种服务项目和娱乐设施。国家旅游局将2013年的旅游主题确定为“中国海洋旅游年”，这对促进海洋旅游发展将大有裨益。

2. 海洋健康旅游

海洋健康旅游除了具备传统海洋旅游的基本特征之外，还具有康体保健的功效。海洋健康旅游主要基于海洋资源给人体带来的保健效应。例如，滨海气候适宜，气温变化不大，濒海地区空气清新，环境条件优越。这些都能够使人体内的代谢稳定,内脏负担均衡,对人体健康起到稳定的作用。海水和滩涂海泥中含有多种元素,对某些细菌和病毒有抑制和治疗作用。海边高浓度的负离子具有镇痛、催眠、止咳、降压、减轻疲劳等作用,使人心旷神怡,对旅游者的健康大有裨益。另外,大海辽阔壮观,也能让人涤除烦恼、开阔胸襟、陶冶情操。

6.1.2 国内外海洋旅游发展现状

1. 国外海洋旅游发展

自20世纪90年代以来,随着《联合国海洋法公约》的生效和《21世纪议程》的实施,海洋在全球的战略地位日趋突出。为了抢占海洋时代的新优势,美国、俄罗斯、加拿大、澳大利亚、日本、韩国、印度等国都相继提出了面向21世纪的国家海洋发展战略。如韩国制订了“海洋韩国——21世纪战略”,日本大力实施“海洋立国”规划。而随着全球化的加速,世界经济布局也日益向沿海地区聚集,海洋产业已经成为世界经济发展新的增长点,总产值由1980年的不足2 500亿美元迅速上升到21世纪的一万多亿美元。仅以美国为例,作为海洋大国,美国海岸线长22 680千米,其专属经济区海域总面积达到340万平方千米,海洋及相关产业已成为美国经济支柱之一。2002年以来,美国海洋直接相关的产业总产值每年都超过1 000亿美元,创造的就业机会在200万个以上,美国沿海地区每年经济产值总计超过1万亿美元,在国内生产总值中占有约十分之一的比重。与此同时,全球人口的趋海性也进一步增强,约65%的人口集中在海岸带地区。人类从未像现在这样依赖海洋,也从未像现在这样对海洋寄予巨大期望。

海洋旅游业是世界海洋经济的最大产业之一,海洋经济的发展,离不开海洋旅游业的发展。可以说,海洋经济发达的国家,海洋旅游业在其中起着非常关键的作用。当前,海洋旅游业发展呈现出以下三大特点:一是海洋旅游在世界旅游业中占有举足轻重的地位并且呈现强势增长态势。在全世界旅游收入排名前25位的国家和地区中,沿海国家和地区有23个,这些国家和地区的旅游总收入占到全世界的近70%。二是海洋旅游在各国国民经济中所占地位日趋重要。在西班牙、希腊、澳大利亚、印度尼西亚等国,海洋旅游业已经成为国民经济的重要产业或支柱产业,在热带、亚热带的许多岛国,海洋旅游业已成为最主要的经济收入来源,有的甚至占到国民经济比重的一半以上。三是热带和亚热带目的地在世界海洋旅游中占主导地位,形成了一批世界级海洋旅游目的地。目前最具市场影响力的世界级海洋旅游目的地主要包括地中海地区、加勒比海地区和东南亚地区，南太平洋地区和南亚地区正在迅速成为世界海洋旅游的新热点。这些世界级海洋旅游目的地，尽管其开发时间和发展背景各不相同，但共同的特点都是很好地把握并且利用了各自拥有的内部条件和外部机遇。大多数世界级海洋旅游目的地都具有优越的自然条件和独特的文化背景。从地中海、加勒比海、东南亚、南太平洋到美国夏威夷和南亚的马尔代夫、斯里兰卡，土著民族的生活方式、多民族交融的文化背景、传统文化积淀与现代时尚元素的结合，不仅成为最有魅力的旅游吸引物，而且成了旅游目的地的独特形象。

2. 国内海洋旅游发展

与世界上各海洋强国和大国相比，我国海洋开发起步较晚，国民的海洋意识较为薄弱，国家海洋发展战略较少。1996 年《中国海洋 21 世纪议程》的发布为我国海洋开发指明了前进的方向；而在迈进二十一世纪后，我国海洋开发正如火如荼地进行，2002 年十六大报告中首次提出“实施海洋开发”的战略要求，虽然只是简单的几个字，但却对我国海洋的开发利用起到了积极的促进作用；随后 2003 年国务院批复我国第一个涉海的指导性文件《全国海洋经济发展规划纲要》，其中明确了我国海洋经济发展总目标、各沿海地区海洋经济发展目标以及保护海洋生态环境需要达到的目标等，在海洋经济发展的总体目标中提出逐步把我国建设成为海洋强国，这也是在我国首次提出建设“海洋强国”，在此文件的指导下，我国海洋经济的发展进入一个快速增长的阶段；在十二五规划指导精神下制定了很多有关海洋经济及海洋功能区划方面的发展目标。十二五期间，山东、浙江、海峡西岸经济区、广东、河北沿海地区的海洋发展规划均获得批准，并上升为国家战略。2012 年，十八大报告中提出“建设海洋强国”，这是我国首次在国家战略层面高度提出的海洋发展战略，报告提出建设海洋强国主要体现在四个方面，要从海洋资源的开发、海洋经济的发展、海洋生态环境的保护及海洋权益的维护等来实现我国海洋强国的建设。这对我国的海洋开发工作和海洋事业发展都具有重要的现实意义和战略意义，建设海洋强国是我国全面综合发展成为世界强国的必经之路。

随着海洋经济的不断发展，海洋旅游业也迅速崛起，在海洋强国战略的引导下，海洋旅游的发展受到特别重视，首先是海南国际旅游岛的提出，接着是《国务院关于加快发展旅游业的意见》《中国旅游业十三五发展规划纲要》等重要文件均将海洋旅游发展放在重要位置，国家旅游局也将2013年的旅游主题确定为“海洋旅游年”。

调查研究显示，早在2012年，我国海洋旅游市场的总规模为5.6亿人次，旅游收入约为6 461元人民币。人均旅游消费水平约为1 119.72元，高于同期我国城镇居民每次出游人均花费1 140.2元（其中农村居民每次出游人均花费608.3元），但总体与我国人均旅游消费水平相当。从各主要海滨旅游目的地接待规模来看，青岛是旅游规模最大的海滨城市，达到5 431.63万人次，其次是大连和烟台，接待规模均达到4 000万人次以上，其他城市都在4 000万人次以下。从海洋旅游市场收入规模来看，排在前五位的旅游城市依然是青岛、大连、烟台、厦门和宁波，可以看出传统滨海旅游胜地的滨海旅游消费水平明显相对较高。三亚作为我国海洋旅游的名片，但因空间范围相对较小，总体市场规模优势不足。

6.1.3　海洋健康旅游发展现状

目前，我国关于海洋健康旅游的专题研究不多，涉及海洋健康旅游的专项统计还处在空白阶段，只有一些零星研究中也鲜见数据。

海洋健康旅游在基于海洋资源给人体带来保健效应的基础上，还通过各种活动方式，给旅游者带来放松、愉悦、体验、补充体力、强健体魄等健康因素。滨海旅游资源中往往结合海、滩、山、城等旅游吸引物，提供多种多样的健康旅游产品，为不同旅游者展示个性提供广阔的空间。如海洋中潜水、出海、沙滩的球类运动、海钓、海岛定向运动、海岛求生、海岛登山等活动；这些运动中，有适合体力有限的老人参与轻松休闲健康活动，有可让精力充沛的青年人在竞技中体现生命力和创造力，还可让充满童趣的青少年享受娱乐性健康旅游活动。这些或是轻松、愉快，或是紧张、刺激、惊险的体验，让人们在节奏高度紧张的工作生活中通过健康旅游恢复其再生产的能力，实现健康旅游的一个重要功能，为社会生产出更高效能的劳动者。

山东是在海洋健康旅游实施较早的省份之一，早在2008年之前，山东滨海在海滩健康旅游、海上专项健康旅游、体育赛事健康旅游等方面都已起步。2008年，山东青岛承办奥运会帆船比赛为出东省提供了一种无形的健康旅游资源优势，进而带动了整个区域健康旅游的发展。山东借“奥运会”东风，顺势打造“海滩小奥运”等健康旅游产品。主要开发有以下几类活动项目：

(1)沙滩类:球类、自行车、摩托车、风筝、汽车等健康旅游活动项目;

(2)海上康体运动,如帆船、帆板、皮划艇、赛艇、滑水、冲浪、钓鱼、航模、龙舟等运动健康旅游项目;

(3)海中康体旅游项目,如游泳,跳水、水球、蹼泳等;

(4)空中康体旅游活动,包括滑翔机、热气球等;

(5)海路康体活动,包括海岛高尔夫、海岛求生、拓展等各类活动。

山东省通过建立海岛度假村、度假区、海底世界等方式,综合开发利用滨海健康旅游者资源,实现度假、观光和康体三者的完美结合,既可以在一定程度上满足人们在心理需求、身体需求和个性发展、健康恢复四个方面的需求;又可以延长游客逗留时间,提高消费水平。

6.2　海洋健康旅游效益

世界旅游组织(WTO)在《旅游业21世纪议程》中提出,应该重视旅游构建健康生活的命题,倡导通过健康旅游来减少旅游发展的负面影响,保护环境,使旅游可持续发展,让人们健康地生活。海洋健康旅游则是以回归自然、休养、娱乐、健身为目的,到自然风光秀丽,娱乐设施完善的周边地区进行短暂的休闲健康活动的健康旅游市场潜力巨大。

6.2.1　海洋环境与健康

海洋环境指地球上广大连续的海和洋的总水域,包括海水、溶解和悬浮于海水中的物质、海底沉积物和海洋生物,是生命的摇篮和人类资源宝库。

从某种程度上说,生态环境质量是旅游者对健康旅游目的地选择的一个重要标准。工业发展相对滞后,环境污染最轻,空气质量良好的海滨度假地是各国旅游开发的热点地区。首先,海洋的空气中含有一定数量的碘、大量的氧、碳酸钠和溴,富含负离子,灰尘极少,这些都有利于人体健康,适于开展各种旅游活动。其次,海水被称为液体矿产,平均每立方千米的海水中有3 570万吨的矿物质,世界上已知的100多种元素中,80%可以在海水中找到。海水和海泥中都富含矿物质和对人体有益的微量元素,海中游泳和海泥浴等海洋健康旅游活动都有利于身体健康,甚至对某些疾病有治疗作用。再次,在海上旅行具有与陆地迥然不同的趣味，游客可在海上观看日出、日落，开展潜水、冲浪、钓鱼、帆船等活动，有利于人们旅游兴趣的提高，让旅游者心情彻底放松，产生独特、愉悦的旅游体验。

6.2.2　海洋食品与健康

海洋中生活着20余万种生物，它们占了地球上整个生物物种数量的80%，如此众多的海洋生物资源是我们开发医药、食品的巨大宝库。鉴于海洋生物开发有广阔的前景，进入21世纪，美国、日本、英国政府对海洋开发的投资一直保持在占有国内生产总值的1.5%～2.0%，日本、澳大利亚和欧美各国投巨资建立了相应的海洋药物研究机构，可以说海洋健康产业的发展进入了快车道。随着珍稀陆生动物和植物的消亡和环境污染，海洋便成为人们开拓的新的健康产业资源，海洋的植物物种数为陆生植物的5～10倍，动物种数为陆地动物的60%。

海洋生物主要包括海洋动物和海洋植物两大类。海洋动物包括鱼类（头足类），主要有大小黄鱼、墨鱼、带鱼、鲳鱼、鳗鱼等；贝壳类（软体动物）主要有虾、蛤蜊等；爬行动物如海龟。海洋植物包括海苔（俗名苦菜）、石莼（俗名海白菜）、海带、裙带菜、紫菜、鹧鸪菜等。这些海洋动植物不仅味道鲜美，同时具有很高的营养价值，有利于人体健康。另外初步的研究结果已经证实，海洋生物的保健作用非常突出，从鱼类和贝类中提取的牛磺酸具有抗氧化、稳定细胞膜的作用，能消除疲劳、提高视力、提高儿童智商，缓解老人大脑功能衰退的功能。

日本是海洋水产制品的消费大国，自20世纪90年代起，日本人开始建立新的消费观念，从传统的单一食用鲜活海产品，转向食用多功能的海产制品。近十余年来，日本的海产品加工业发生了重大改变，海洋健康产业发展尤其迅速。日本现在是世界上最大的鱼油与海藻产品生产国，用鱼油制成的保健品含有大量的DHA，很受中老年人欢迎。日本也是世界上海洋健康产品消费大国和长寿大国，国民的平均年龄达到81.9岁，连续四年居世界第一，其中海洋健康产业功不可没。

6.2.3　海洋运动与健康

在海水中，可以开发游泳、潜水、冲浪、帆船、海钓、滑水、皮筏艇等运动；在海滩上，可开发沙滩排球、沙滩足球等运动项目；在海岛上还可开发拓展训练、海岛野外求生等项目。滨海旅游区空气清新、环境优美、景色壮观，是人们观景与锻炼的理想场所，也有利于人体健康，适宜开展海洋健康运动。

6.3 海洋健康旅游产品

海洋旅游资源种类丰富，湛蓝的海水、柔细的海滩、旖旎的滨海风光、美丽的海岛、淳朴的民风、悠久深远的海洋文化，这些都为健康旅游产品开发提供了条件。海洋健康旅游产品的种类也十分丰富，如海水浴、海水游泳、滩涂泥疗、滩涂滑泥、海边瑜伽、海钓、沙滩日光浴、沙浴、游艇旅游、游轮旅游等。根据旅游产品的功能，可将海洋健康旅游产品分为海洋运动旅游产品、海洋康体休闲旅游产品和滨海疗养旅游产品。

6.3.1 海洋运动旅游产品

1. 海水浴

海水浴是指在天然海水中浸泡、冲洗或游泳的一种健身防病方海水浴法。海水中含有大量的氯化钠、氯化镁、溴化钾、硫化镁等无机盐和微量元素，有益于皮肤病的防治。实践表明，海水浴对过敏性皮炎、日光皮炎、神经性皮炎、牛皮癣、湿疹、痱子等皮肤病都有一定的疗效。在海水浴的过程中，海水的浮力和静水压力可以起到按摩、消肿、止痛的功效，同时还能促进血液循环并使血管舒张，起到降压作用。

海水的温度对机体的刺激作用如同冷水浴，海水中的多种盐类可刺激皮肤使毛细血管轻度充血，促进循环和代谢，海水的压力、冲击力、阻力等机械作用可提高心肺功能。另外，碧海辽阔的自然景观，潮润清新的海洋气候，日光照射，海风吹拂，令人心旷神怡。海水浴的综合效能对身心的影响作用是室内浴所不可取代的。此外，海水的浮力作用可以使人体运动器官负荷变轻、肌张力降低、肌糖原和肌红蛋白储存量明显增多，可以改善肌肉、关节、骨骼组织代谢及营养供给，有利于某些运动系统疾患的功能康复。海水浴的具体功效有以下几种：

(1)海水中含有很多化学元素、有机物质、惰性气体，这些化学成分可附着于运动者的体表，并且通过皮肤吸收进入体内，或刺激皮肤感受器对机体发生特定性的生化作用，这对调节有机体物质代谢过程，改善各脏器组织营养代谢，调节神经细胞兴奋性，提高体内氧化还原作用均大有裨益。

（2）海水能影响人体的产热和散热过程，激发酶促反应，促进物质代谢和能量交换，并提高人体对外界环境温度变化的适应能力。同时，还可改善有机体的微循环及周围血液循环、血管扩张，从而大大增强心脑血管系统的功能。

（3）进行海水浴时，人体受到机械性的静水压力作用，促使静脉血和淋巴液回流，回心血流量增多，心排血量增大；并压迫胸廓、腹壁，使胸膜腔内压增高，从而增强呼吸深度，促进气体交换和代谢，增强了肺的通气功能；水流的压力或冲击力的作用还能刺激神经系统兴奋，这将对心血管、内分泌等系统产生良好的影响。

（4）海水浴能有效提高机体的免疫功能。海水中含有钙、镁、锰、钼、碘及有机物和少量放射性元素，一旦它们通过皮肤被吸收进入体内，将补充体内免疫系统所需酶及辅酶的原料，并通过神经—内分泌—免疫系统调节环路，促进淋巴细胞活性及吞噬细胞的免疫功能，从而提高细胞免疫及体液的免疫效能。

游泳是一种常见的体育锻炼活动，但是在海水里游泳，除了在泳池游泳要注意的事项外，还应注意：海中游泳的时间一般在每年7～9月份，海中游泳锻炼应选海水温度达20 ℃以上，风速在每秒钟4米以下的区域。当日气温高于水温2 ℃以上时方可进行，每次20～60分钟，以不感觉疲劳为宜。浴前要充分活动肢体，浴后要用淡水冲洗身体。海水浴前均须进行全面体格检查，尤其是首次进行海水浴者，应先做海水适应试验，以判断自身是否对海水过敏。一旦皮肤出现丘疹或风团，并伴有面色苍白、呼吸困难、四肢发凉、脉搏快而弱等过敏性反应，应立即停止海水浴并进行脱敏治疗。重度动脉硬化、高血压、脑血管意外、活动性结核、肝硬化、肾炎患者及月经期女性，均不宜海水浴。

2. 沙滩排球

沙滩排球，简称“沙排”，是风靡全球的一项体育运动。沙滩排球比赛场地包括比赛场区和无障碍区。比赛场区为16米×8米的长方形，场地边线外和端线外的无障碍区至少宽5米，最多6米，比赛场地上空的无障碍空间至少高12.5米。

沙滩排球起源于20世纪20年代的美国。大多数人认为加州的莫尼卡是沙滩排球的发源地，当时人们玩沙滩排球是为了娱乐和消遣——头顶蓝天，沐浴阳光，光着脚板在金色柔软的沙滩上，尽情地跳跃、滚翻、流汗，享受着这美妙的时光。沙滩排球以自身特有的魅力越来越受人们的青睐，当时，沙滩排球虽然是娱乐、健身的项目,但已具有相当的规模。随着时间的推移,沙滩排球穿越大西洋传入法国,进入捷克斯洛伐克,并逐渐风靡美洲的巴西、阿根廷以及大洋洲的澳大利亚和新西兰。当时的比赛是三对三,四对四,在莫尼卡还首次出现了二人制男子沙滩排球。20世纪50年代,沙滩排球才得以广泛发展。1951年,在加利福尼亚的五个海滨浴场举行的沙滩排球巡回赛已具有相当的规模,参加的选手达数百人。这时,沙滩排球已在美国政府的计划中被列为娱乐、表演和健美项目。与此同时南美的巴西也举办了首届沙滩排球锦标赛。20世纪60年代,法国举行了奖金三万法郎的三人制沙滩排球巡回赛。1965年,加利福尼亚沙滩排球协会成立,并在当地八个海滨浴场举行了公开赛。1976年,首届沙滩排球锦标赛在美国加利福尼亚举行。1979年出现了职业沙滩排球,并涌现出一批优秀的职业沙滩排球选手。

1987年2月,国际排联认可的"第一届世界沙滩排球锦标赛"在巴西的里约热内卢举行,巴西、美国、意大利、阿根廷、智利、墨西哥、日本等国参加了比赛。1988年,国际排联正式成立了世界沙滩排球联合会,并开始筹备世界沙滩排球系列大赛。1993年,正式通过沙滩排球为奥运会正式比赛项目。1996年,沙滩排球在诞生70年后,终于被纳入奥运会。首届奥运会沙滩排球赛于1996年7月2日~7月28日在亚特兰大沙滩上举行。从此沙滩排球开启新纪元。

沙滩排球运动中,运动员和观众头顶蓝天、面临碧海、耳听涛身、脚踩细沙、陶冶身心,娱乐健身锻炼体魄,是人类与自然的完美结合。其主要健身作用有:

(1)赤脚运动可激活人体的"第二心脏"

根据生物全息理论,足底是很多内脏器官的反射区,被称为人体的"第二心脏",赤脚走路时,地面和物体对足底的刺激类似按摩、推拿的作用,能增强足部神经末梢的敏感度,把信号迅速传入内脏器官和大脑皮层,调节植物神经系统和内分泌系统,另外,双脚经常裸露在新鲜空气和阳光中,有利于足部汗液的分泌和蒸发,增进末梢血液循环,提高抵抗力和耐寒能力,预防感冒或者腹泻等。

(2)赤脚可以释放身体产生的静电

赤脚在草地或沙滩上行走、跑步时,不仅可以刺激足底穴位,强身健体,而且可把人体积存的无用静电传导到大地。赤足沙滩排球运动同样可以让无用的静电负荷通过足底与大地接触,传导给大地。从而避免静电影响人体内分泌的平衡,干扰人的情绪,造成人体失眠、烦恼,有益于身心健康。

(3)沙上运动可以保养肌肤

沙上运动与赤足运动有异曲同工之妙,二者都强调对足底的刺激。在粒粒细沙上运动能刺激副肾上腺组织,促进激素分泌,使肌肤变得弹性有光泽。

3. 冲浪

冲浪是以海浪为动力的极限运动,冲浪者在海里有适宜海浪的地方俯卧或坐在冲浪板上等待,当合适的海浪逐渐靠近时,冲浪者调整板头方向,俯卧在冲浪板上顺着海浪的方向划水,给冲浪板足够的速度使冲浪板保持在海浪的前面,当海浪推动冲浪板滑动时,冲浪者站起身体,两腿前后自然站立,两膝微屈,利用身体重心、肩膀和后腿控制冲浪板的走向。

冲浪可以让人们忘却烦恼,体验一次次与海浪搏击、驰骋在海浪上的快感。这就是为什么在世界上每天都会有许多人四处寻找着一处最完美的冲浪胜地,仅为完成一次与海浪的完美追逐。

冲浪运动始于澳大利亚,由于澳大利亚四面环海,气候温暖,多日照而少阴雨,有利于水上运动的发展,故而澳大利亚人特别喜爱冲浪运动。早在欧洲人迁来之前,这里的土著人乘独木舟浮海时,就常凭一叶扁舟忽而冲上浪峰,忽而滑向浪谷,这就是冲浪运动的前身,并逐渐在欧洲、澳洲和东南亚一带兴起。早在1778年,英国探险家J·库克船长在夏威夷群岛就曾见过当地居民进行这种活动。1908年后冲浪运动传到欧美一些国家,1960年后传到亚洲。近一二十年,冲浪运动有较大发展,北美洲、秘鲁、夏威夷、南非和澳大利亚东部海滨都曾举行过大型的冲浪运动比赛。第二次世界大战后,随着塑料工业的诞生产生了轻便的塑料冲浪板,促进了冲浪运动的发展,由此,冲浪运动才真正在世界许多国家开展起来。随着冲浪运动逐渐普及,其运动便向着竞技方向发展了。澳大利亚经常举行冲浪比赛。冲浪运动首届世界锦标赛于1962年在澳大利亚的曼利举行,其后每两年举行一次。冲浪运动曾创造了许多令人难以置信的奇迹,1986年初,两名法国运动员庇隆和皮夏凡,脚踩冲浪板,从非洲西部的塞内加尔出发,横渡大西洋,二月下旬到达中美洲的法属德罗普岛,历时24天12小时。

冲浪时需要注意自我保护,在冲浪板与海浪撞击的时候,不能用手去拉安全脚绳和冲浪板。若在外海区遇到疯狗浪,要迅速把冲浪板往后丢,马上拨水潜水躲藏。如果看到水母出现,或是被水母咬到,必须赶快上岸处理。冲浪运动是相当惊险的一项运动。脚踏冲浪板,出没在惊涛骇浪之中,即使熟悉水性、有高超技巧的人,也难免发生危险。因此,随着冲浪运动的发展,冲浪救生活动也在不断发展。

冲浪运动是极限运动的一种，在海上进行冲浪运动需要很多的技巧以及很好的身体素质，同时冲浪运动也可以很好地健身，它给人体带来的好处是明显而且有用的。

(1)恢复精力、排解压力

无论如何，相比于高楼大厦和商业中心区，大海和沙滩绝对是排解压力的自然场所，不然为何人们都选择海边度假呢，让自己光脚走在沙滩上，可以充分地放松身心。

(2)按摩身体、瘦身美体

潮涨潮落的时候，泡在海里或进行冲浪运动时，海浪会对身体起到按摩的作用。冲浪能消除腹部和四肢上的赘肉和多余脂肪，有减肥效果。

冲浪是国外发现的最适合减肥的方法。在陆地上全速跑 100 米，大约会消耗 35 千卡热量，而在冲浪板上速滑 100 米却只会耗去 28 千卡热量，乍一看，似乎冲浪在单位距离上的瘦身效果并不如跑步。但要知道，同样在 32 ℃的高温下，人们跑不了 1 000 米也许就会气喘吁吁，而在清凉的海水中，可能划过 3 000 米仍会感到意犹未尽。因为水越清凉，就会越振奋，甚至会不知疲倦地去寻找海浪，这时，不仅全身的肌肉群都在消耗能量，而且为保持体温，人的身体也会分解更多的糖和脂肪去补充热量。

(3)恢复身体、强健体质

在冲浪板上时，需要不断抬头、转头、两臂滑水，这些动作对颈、肩、腰都有非常好的作用，非常有助于受损部位的功能恢复。冲浪时，为了保持身体的平衡，须绷紧肌肉，从而背部腹部的肌肉将得到锻炼，不断地寻找平衡的位置会锻炼大腿的肌肉。

就算冲浪者一下子翻入水中，也不用担心扭伤关节。因为在冲破涌浪的一瞬，水产生的浮力会把人托起来，这时身体的负载会被平均分配到全身，夏天冲浪的好处就是能够在很大程度上减少运动对下肢关节的压力。在陆地上，我们每跑一英里[①]，每只脚大约会撞击地面 1 000 次左右，踝关节、膝关节和股关节都受到剧烈震荡，常会发生肌肉扭伤或韧带拉伤。而如果我们驾驶冲浪板，这种震荡程度几乎为陆上跑步的 1/12，伤害性就非常小了。

① 1 英里≈1.61 千米。

4. 滑泥

滑泥，顾名思义，就是在滩涂上的滑行运动。就像滑雪需要滑雪板、滑沙需要滑沙板一样，滑泥则需要一种叫海马的工具。海马，又名泥橇，俗称泥滑板。这是一种前尖后宽、前翘后平的船形木板，中间有扶手档，尾部垫有软物。滑泥时，滑泥者单腿屈膝跪在海马尾部的软物上，双手扶档，另一腿向后踩泥，海马便带着滑泥者自动向前滑动。每蹬一脚，可滑丈许，小沟亦能窜越。如果需要转弯，则需要一些技巧，扶档的左右手和踩泥的脚要相互配合。

浙江省舟山市岱山县有个秀山岛滑泥主题公园，秀山岛滑泥主题公园是目前中国首个以泥为主题的公园，包括滑泥运动区和泥疗休闲度假区。公园分大、中、小三个活动功能区域，主要开展以泥为主题特色的旅游项目，此举开辟了中国旅游之先河。公园设有风帆滑泥、木桶滑泥、泥竞技比赛、现代泥瘦身、攀泥运动、泥浴、泥疗、泥钓等项目，内容丰富、有趣、刺激。除了有滩涂滑泥游乐、滩涂拾贝、赶海等吸引游客参与的项目外，还有专门的指导教练和滑泥表演队。用滑泥的专业工具“踏槽”，滑行在秀山专有的滩涂海泥中，能清晰地感受到泥巴与肌肤相亲的舒适与清凉。其实，滑泥就像赶海一样，如果能深刻领悟教练所说的要领，还可以在泥涂中抓到鱼虾、海蟹，或是海瓜子、蛏子等海产品，给人一种意外的惊喜。

秀山岛滑泥主题公园将滑泥又分为原始滑泥、木桶滑泥等，还有泥竞技比赛、现代泥瘦身、攀泥运动、泥浆滑道、泥浴、泥疗、泥钓等各种项目。纯天然的泥疗算是滑泥主题公园中除滑泥之外的特色项目，经常会有上海、浙江等地的白领们用周末的时间到这里做泥疗，放松身心。

主题公园内还有泥疗服务中心，设有天然神泥宫保健室、泥疗室及温泉浴等设施。而泥疗又分为热泥浆浴、局部泥敷、埋敷躯体几种疗法，通常是把自己浸泡在富有多种矿物质、含有名贵中草药的泥浆中，或是把它们匀称地敷在身上，有松弛肌肉、滋润肌肤、促进新陈代谢、调节植物神经系统等功能，是自然、新颖、奇特、野味十足的保健方法。

经国内权威单位——中国科学院上海生命科学研究院检测表明，园内滩涂海泥中含有多种对人体有益的维生素、氨基酸、矿物质和微量元素，具有保健、护肤、杀菌等功效。由此可见，该项目具有广阔的发展潜力和市场开发前景，将会受到越来越多崇尚自然、爱好运动、追求健康之士的青睐。

6.3.2　海洋休闲旅游产品

1. 海钓

海钓是指在海边钓鱼，海钓的主要对象是鲈鱼、黄鱼、鳕鱼、带鱼、石斑鱼、鳗鱼等，海中的鱼类是咸水鱼类，它们比淡水鱼类更凶猛、更贪吃，因此有利于钓鱼者的收获。

海钓在欧美发达国家已有上百年的历史，与高尔夫、马术和网球被列入四大贵族运动。海钓爱好者与礁石做伴、与海浪共舞，垂钓之间其乐无穷。

海钓是生态旅游的内容。据不完全统计，中国有一亿人的钓鱼大军。如果说大部分人每年钓鱼一到四次，平均消费约为280 元左右，中国仅围绕钓鱼活动所产生的消费数额就很惊人。为了突破马来西亚旅游的苍白印象，马来西亚旅游部从2008 年开始向中国地区推广其钓鱼旅游资源，于是就有了2008 年兰卡威海钓邀请赛。其实，这是以海钓为核心来带动的集渔业、休闲游钓、旅游观光为一体的产业。

海钓是休闲也是运动，一是既刺激又富有乐趣；二是能锻炼身体。一名优秀的海钓手，不仅要具备丰富的海钓知识，同时还要熟练攀岩、登山、航海、游泳等技能，还要有负重行走的能力，要背负重达25 ~ 40 千克海钓装备在礁石上连爬带走。特别是夏天，海钓手还要忍受高温的煎熬，整个人要裹得严严实实，装备整齐，没有良好的身体素质是顶不住的。

2. 游艇旅游

游艇，是一种水上娱乐用高级耐用消费品。它集航海、运动、娱乐、休闲等功能于一体，满足个人及家庭享受生活的需要。在发达国家，游艇像轿车一样，多为私人拥有。

早在南北朝时期，人们就发明了靠人力踩动木制桨轮的船，古称为“车船”“车轮轲”。1872 年，游艇（pleasure craft，yacht，refreshment boat）成为租借地的摆设，后来我国台湾地区引进游艇生产，取得了良好效果。21 世纪，中国经济的发展形势令世人瞩目，随着生活品位的不断提高，人们开始追求更高品位、更高质量的生活方式，游艇运动渐为国人所认识。作为一种典型的舶来品，这种新式潮流不仅引起部分高收入人群的关注，也为许多城市发展新型服务性产业带来前所未有的契机。虽然目前国内已经有一些游艇俱乐部在经营，但由于受到消费条件、自然条件和有关法律、法规滞后的制约,有关游艇俱乐部如何成立并对之进行经营管理,仍属一个鲜为人知的领域。

第一次工业革命后,英国人把蒸汽机和螺旋桨安装在游艇上。20 世纪初期,由于游艇建造技术上的发展和生产成本的下降,玻璃钢游艇开始进入市场,所有现代工业的新式动力机器都用在了游艇上。20 世纪中期,第二次世界大战之后,西方发达国家在第三产业中衍生出游艇俱乐部,在解决游艇的停泊难题后,游艇产业得到了更为蓬勃的发展。现在西方国家几乎把所有的最先进的科技产品装备到游艇上,游艇是当今世界仅次于私人飞机的高档行走游玩工具。在今天的欧洲、北美地区以及澳大利亚,游艇已经是人们周末度假、休闲娱乐的一种工具。国际标准游艇的规格是以英尺[①]计算的,按尺寸大小分为三种:36 英尺以下为小型游艇、36 ~60 英尺为中型游艇、60 英尺以上为大型豪华游艇。有小型艇(6 米以下)、小型游艇(6 ~10.5 米之间)、中型游艇(10.5 ~18 米之间)、大型游艇(18 米以上)。大型豪华游艇在尺度上分 35 ~40 米、41 ~44 米、45 ~49 米、50 ~54 米和 55 ~60 米五个等级。

3. 邮轮旅游

邮轮旅游是用邮轮将一个或多个旅游目的地联系起来的旅游行程。这种旅行方式始于 18 世纪末,兴盛于 20 世纪 60 年代。邮轮度假风潮是由欧洲贵族开创的,它的精髓在于全家人借浩瀚的海洋去寻访历史,是种优雅、闲适、自由的旅行,是欧美人最向往的度假方式之一。

邮轮是海上漂浮的度假村,让游人省去车马劳顿,享受旅游的每分每秒。邮轮的精彩生活一般从晚上开始,盛大的晚宴、各色酒店、演出、剧场会让黑夜变得短暂。而中午则是邮轮的早晨,只有吃完午饭,邮轮才开始热闹起来——在甲板上享受日光浴、打高尔夫、在泳池游泳、在健身房做运动、在美容室做 SPA、在咖啡馆聊天,如此享受的生活,会让人们爱上邮轮。

早期邮轮旅游的航线主要环绕地中海,地中海海域宽广,邮轮航线大致分三块,多数邮轮都以意大利半岛为中心,分成西地中海、东地中海、环地中海。西地中海的邮轮行程多半停靠大城市、大港口,例如那不勒斯、巴塞罗那、马赛,庞贝的古文明之旅、巴塞罗那的艺术之旅。东地中海结合了埃及、希腊、土耳其、意大利,完美呈现出古埃及、爱琴海、希腊、罗马的古文明精华。邮轮旅游中

---

① 1 英尺 =0.3 048 米。

一般分为度假旅游和探险旅游两种方式，所需要的船只有很大区别，例如去南极的邮轮旅游所乘坐的船只一般都是由破冰船改建而成。邮轮旅游受出发地母港的制约，一般分为：远东航线、东南亚航线、澳新航线、大溪地航线、夏威夷航线、加勒比海航线、南极航线、阿拉斯加航线、中东航线、地中海航线、北欧北极航线，当然也有 108 天环游地球的航线。

与其他旅游方式相比，邮轮旅游具有以下优势：

(1)旅行的时间成本优势

一般在邮轮旅行的过程中，白天上岸观光，晚上启航，在游客休息的时间，邮轮就完成了地点的变换，同时航行的过程也是享受邮轮娱乐设施的过程，所以相对其他旅游而言，邮轮的时间成本优势巨大。

(2)超高性价比

独具魅力的海上航行，可轻轻松松畅游各地；还可尽情享受高档设施，体验丰富娱乐项目，松弛身心的同时感受它的尊贵、高品位；更能满足各类游人需求。邮轮旅游费用包括餐费、住宿费、船上活动费、娱乐费和港口之间的交通费。家人、朋友、伴侣、单身者和度蜜月者都可以在梦幻般的假期中启航，并且无须受到假期计划的困扰。

(3)便捷程度高

邮轮旅游非常便利，在旅游目的地之间旅游时，旅游者无须担心赶下一趟航班的问题、收拾行李的问题以及晚餐或夜总会预订的问题。邮轮就是漂浮于海上的度假胜地，能提供可以想象到的舒适、方便的感受和一切设施。

(4)娱乐性强

邮轮上一般都有非常丰富的休闲娱乐场地，如影剧院、卡拉 OK 厅、酒吧、商店、游泳池、餐厅、篮球场、阅览室等。船上还会安排各种让人应接不暇的活动，比如歌舞表演或者派对，让旅游者可以融入集体，也可以成双结对跑到甲板上演《泰坦尼克号》中的情节。况且，邮轮生活并非永不停歇，沿途遇到风景美丽的地方，船会靠岸，供游人上岸尽情玩乐。

游轮旅行是一种“慢生活”，它也诠释着旅行的本质。在某个层面上说，出国旅行对很多人来说，就像开名车、穿名牌一样被贴上了时尚的标签，很多人一次出国旅行走很多国家，在那些世界级的“旅游商标”前拍照、购买一大堆世界名牌，其实多是为了在旅行后，在亲朋间有更多可炫耀的谈资，这种旅行可以被定义为一种“面子旅行”。然而，邮轮是一个相对的封闭空间，可以避免外界干扰，完全放松。邮轮特殊的节奏加上公海上时常没有手机信号，使人处于一种专属自我的空间，此时，与同学、亲朋聚会，或是踏着邮轮迎向海风，如此的“慢生活”才是邮轮游的魅力所在。随着更多有过出国旅行经验的游客尝试不同主题的休闲旅行，休闲、享受的观念正慢慢地植入人心。经历了最初的景点游览之后，我们正在进入旅游方式的转型阶段，从游览观光逐渐走向观光结合休闲度假的时代。

6.3.3　海洋康体旅游产品

1. 沙滩日光浴

日光浴指按照一定的方法使日光照射在人体上，引起一系列的生理、生化反应的锻炼方法，肌肤暴露在阳光下让皮肤产生黑色素而变黑，又称为美黑。但是过量暴晒会形成日照灼伤，即所谓“晒伤”。

20世纪20年代，可可·香奈儿（Coco Chanel）在乘坐游艇旅行时，偶然晒出一身古铜色的皮肤，随即在时尚界引起了一股日光浴的潮流，这是现代日光浴流行的起源。那时，维多利亚时代刚刚结束，解脱了束缚的年轻人跳着风格怪异的查尔斯顿舞。日光浴如同华丽的短裙、短卷发和汽车等新鲜事物一样，似乎也成了那个时代的象征。

美黑最早的由来就如它的名字“sun tanning”——日光浴。美黑出现在西方是20世纪的中期，它代表了欧美人士的一种日晒文化——享受阳光。日光浴将美黑和度假直接联系到了一起，度假就离不开阳光海滩。现在，美黑几乎成了一种身份的象征。具有一身古铜色皮肤，说明他们经常去阳光充足、费用昂贵的高尚度假区晒太阳，所以“黑皮”是一张最好的显示身份的名片。

日光浴是一种利用日光进行锻炼或防治慢性病的方法，主要是让日光照射到人体皮肤上，引起一系列理化反应，以达到健身治病的目的。日光浴常和冷水浴、空气浴结合运用。日光有肉眼看不见的、具温热作用的红外线，有起化学作用的紫外线及可见光线。紫外线能将皮肤中的7-脱氢固醇变成维生素D，可改善钙、磷代谢，防治佝偻病和骨软化症，促进各种结核灶钙化、骨折复位后的愈合及防止牙齿松动等。红外线能透过表皮达到深部组织，使照射部位组织温度升高、血管扩张、血流加快、血液循环改善；长时间较强烈地照射可使全身的温度升高。日光中的可见光线，主要通过视觉和皮肤使人情绪振奋、心情舒畅。紫外线是日光中对人体作用最强的光谱，能够加强血液和淋巴循环，促进物质代谢过程；可使皮肤中的麦角固醇转变成维生素D，调节钙磷代谢，促使骨骼正常发育。但是大量的紫外线照射可使皮肤产生红斑,皮肤细胞蛋白质分解变性,释放出类组织胺进入血液,刺激造血系统,使红细胞、白细胞、血小板增加,使吞噬细胞更加活跃。若反复施行日光照射,由于紫外线使皮肤里的黑色素原转变成黑色素,被照晒的皮肤便呈现一种均匀健康的黑黝色。黑色素又能把更多的日光辐射吸收,转变成热能,刺激汗腺分泌。日光又是一种天然的消毒剂,各种微生物在紫外线的照射下很快失去活力,但享受日光浴的同时应做好防护工作。

2. 海边瑜伽

瑜伽(Yoga)最早是从印度梵语而来,其含意为"一致""结合"或"和谐"。瑜伽源于古印度,是古印度六大哲学派别中的一系,探寻"梵我合一"的道理与方法。而现代人所称的瑜伽则是主要一系列的修身养性方法。

大约在公元前300年,印度的大圣哲瑜伽之祖帕坦伽利创作了《瑜伽经》,印度瑜伽在其基础上才真正成形,瑜伽行法被正式定为完整的八支体系。瑜伽是一项有着5 000年历史的关于身体、心理以及精神的练习,其目的是改善练习者的身体和心性。2014年12月11日,联大宣布6月21日为国际瑜伽日,2015年,举办了首届6.21国际瑜伽日。

瑜伽运用古老而易于掌握的技巧,具有改善人们生理、心理、情感和精神方面的能力,是一种达到身体、心灵与精神和谐统一的运动方式,包括调身的体位法、调息的呼吸法、调心的冥想法等,以达至身心的合一。瑜伽是一个通过提升意识,帮助人类充分发挥潜能的体系,分为两大类:一个是古典瑜伽,一个是现代瑜伽,现在还包括正位瑜伽。

瑜伽并非只是一套流行或时髦的健身运动。瑜伽能加速新陈代谢,去除体内废物,修复形体、从内及外调理养颜;瑜伽能带给你优雅气质、轻盈体态,提高人的内外在的气质;瑜伽能增强身体力量和肌体弹性,使四肢均衡发展,使人身心愉悦;瑜伽能预防和治疗各种身心相关的疾病,对背痛、肩痛、颈痛、头痛、关节痛、失眠、消化系统紊乱、痛经、脱发等都有显著疗效;瑜伽能调节身心系统,改善血液环境,促进内分泌平衡,使内在充满能量。由于瑜伽使包括脑部在内的腺体神经系统产生回春效果,心智情绪自然会呈现积极状态。它使你更有自信,更热诚,而且比较乐观,每天的生活也会变得更有意义。

在浩瀚宁静的海边,自然站立,做一个深呼吸,练习瑜伽,将瑜伽的柔美与礁石的刚毅融为一体,将自己置身于宁静空旷的自然环境中,面朝大海、释放压力、舒缓身心，以健康放松的方式来迎接美好的一天，这是海边瑜伽带给旅游者的健康体验。

3. 滩涂泥疗

泥疗是将泥加热稀释后入浴或包缠患病部位，利用其温热作用进行治疗。

根据泥土的结构及成分的不同，医疗泥分为黏土泥、沃土泥、碳土泥和人工泥。海滩泥疗的土属于黏土，这种泥经过多年淤积，内含动植物的残骸、水藻类、水草、甲壳类等，是在缺氧情况下，各种微生物的活动发生复杂的物理化学变化，由胶质物、有机物及其他分解产生的物质混合而成。黏土泥呈深黑褐色或黑青色，有硫化氢的气味，味似苦碱，由于其弹性及黏性大，所以粘在皮肤上不易洗净。黏土泥一般不包含植物残余，无机物含量大，因此也叫无机黏土泥。黏土泥的晶体成分占全泥重量的20% ~50%，胶质成分及有机物占2% ~9%，黏性成分占50% ~60%。黏土泥 pH 值为6.0 ~8.0，其土壤热容量相当低，约为0.5(卡/立方厘米/度)左右，传热系数比其他种泥高，约0.002，热能容量比其他种类的泥低，约450 秒。中国盛产黏土泥，尤其在沿海岸地带，仅大连海岸就有七八处出产医疗泥土，舟山秀山岛滩泥、天津塘沽的海泥亦属此类医疗泥。

泥疗的健康效用有：

(1)温度作用

医疗泥的热容量小，有相当的弹性与黏性，故而影响分子运动，传热力低，而保温性则相当高，加热后则温度作用更为突出。加热的医疗泥不出现互相传热现象，散热过程慢，与皮肤接触时向人体传热过程亦慢。因而，在接受泥疗时人体能耐受较水里更高的温度，同时泥的冷却时间长可以让人得到长时间的温热作用。

(2)机械作用

医疗泥中包含各种小粒沙砾、黏土颗粒及大量的胶质物，因而具有相当程度的交叉强度、黏度和比重。与皮肤产生一定的接触时给人体一定的压力，同时摩擦会对皮肤产生一定的刺激。以上这些机械作用会使局部产生电流，这种电流改变周围神经的兴奋度，增加泥中某些物质对皮肤的渗透力，进而增强医疗泥对人体所起的作用。

(3)化学作用

泥中的各种盐类、有机物、维生素及某些激素等，会被皮肤黏膜吸收进入人体或被皮肤黏膜吸着，对器官产生化学作用。

（4）生理作用

在施行泥疗的部位，由于交感神经兴奋性降低，毛细血管扩张，局部血液及淋巴循环得到改善。泥中的磷酸类具有促进组织的渗水，增加盐、汗腺及皮脂腺分泌的作用。经泥疗后皮肤表层细胞蛋白分解，产生组织之类氨基物质，这些物质随血液、淋巴循环作用于全身。泥疗施疗过程中，身体吸收相当大的热量，钙、镁、钠、硫化氢等化学物质附着于皮肤表层影响散热，可以使体温升高2 ℃左右。泥疗对神经系统、循环系统、新陈代谢、内分泌以及消化系统均有良好的医疗作用。

泥疗需要注意的事项：肺结核及结核病、心血管系统病、代偿功能障碍、大血管瘤、脑动脉硬化、肾性高血压病、重症哮喘、全身无力衰弱、痞瘤、肿瘤、出血性疾病、甲状腺功能亢进、糖尿病、皮肤病、白血病、恶性贫血，在泥疗部位有急性炎症、湿疹等患者应禁止泥疗。

案例分享：海洋馆和动物馆开发案例分析

海洋馆案例分析：

1. 海洋馆项目各利益主体需求及态度分析

（1）A 市政府（A 市高院）

随着 A 市经济的快速发展，城市综合实力显著增强，基础设施日益完善，城市不断优化，人民生活水平上升，并且出于产业结构的优化以及改善城市环境的考虑，海洋馆作为带动旅游业的重要项目可以优化 A 市旅游业的组合结构，促进第三产业的发展。根据调查研究及实践表明，旅游行业具有投资少、回报高、资源垄断性、劳动力密集、关联性强、无污染等特点，被公认是朝阳行业，受到政府的重视，并给予优先发展，目前在经济中的比重和贡献越来越大。

海洋馆是旅游业中较为新兴的一项极具发展潜力的旅游项目，也是增强城市活力、吸引游客的一项重要旅游资源。如果进行良好经营，获得大量利润，则政府从中得到的税收是可观的。同时海洋馆本身以及其带动的横纵两个方向的相关产业的发展为社会提供了劳动岗位。

作为亚洲最大的内陆海洋生物馆、全国最大的海洋剧场等标杆性建筑项目，对于 A 市来说该海洋馆具有重要意义，不仅是一个高品质的硬件，也是一种无形的软实力。政府出于发展和自身绩效的考虑，当然是希望保住海洋馆并且带来效益。

A 市高院主要受理海洋馆的破产申请，由于海洋馆的债权债务关系复杂，债权人单位较多且各方均从自身利益出发，难以在海洋馆重组问题上达成一致意见，最终导致对海洋馆的设想未能实现。A 市政府考虑到海洋馆的特殊地位，在无投资者购买海洋馆的情况下，A 市高院一直未对海洋馆进行破产清算。因此，海洋馆一直处于破产保护状态，并在监管小组的领导下维持经营。

（2）A 市动物园

在一线内陆城市建立一个标志性、高质量的海洋馆，是具有很大商机的。海洋馆作为一个有鲜明特色的主题展示项目，一方面它有独立满足旅游观赏需求的能力，另一方面它又可以和动物园等其他旅游项目形成很好的组合，扩宽动物园的业务范围，增加收益。在水族馆业内竞争激烈的布局还没形成之前，先占领主要市场无疑对应对业内地区性争夺客源是有益的。市动物园作为海洋馆的合作企业，其下属企业以土地使用权的投入作为合作条件，且与另一投资管理者达成协议，经营期间的风险按照利润分配原则分担，自己不承担投资总额内的债务风险；海洋馆经营期满后，全部财产无偿归动物园所有。

（3）B 资产管理公司

海洋馆债务负担沉重且涉及的债权人多，最大的债权人 B 资产管理公司希望最大限度地收回债权。对海洋馆的盈利前景有较好的预期并且看重其背后的政府背景从而决定投资求利，但是由于外商的经济犯罪行为、资产不实和开业后产生巨额负债以及一系列的经营问题，使得海洋馆的运营出现了重大困难，自建成起没能带来利润而是长期处于亏损状态并且情况恶化。亏损以及愈加繁重的债务使得债权人对其投资回报的前景担忧，一方面催海洋馆偿还债务，一方面也通过自己的努力改善了海洋馆的运营情况。但是巨额投资无法收回，而且短期内也没有收回的可能，作为最大债权人的 B 资产管理公司会受到不小的损失，由于无法确定将来事态的发展，不能得到预计债权收益，B 资产管理公司是希望对海洋馆进行破产清算的。

（4）北国投

北国投作为海洋馆的债权人和担保人，希望的是自己最大限度地不承担担保责任，并且能够最大限度地收回债权。如果对海洋馆进行了破产清算，那北国投只能收回有限的资金，同时作为担保人也会承担担保责任，根据《担保法》第一节第六条法律规定："本法所称保证，是指保证人和债权人约定，当债务人不履行债务时，保证人按照约定履行债务或者承担责任的行为。"第十二条规定："同一债务有两个以上保证人的，保证人应当按照保证合同约定的保证份额,承担保证责任。没有约定保证份额的,保证人承担连带责任,债权人可以要求任何一个保证人承担全部保证责任,保证人都负有担保全部债权实现的义务。已经承担保证责任的保证人,有权向债务人追偿,或者要求承担连带责任的其他保证人清偿其应当承担的份额。”

由于这样的双重身份,北国投会权衡作为债权人回收债权和作为担保人承担担保的责任。如果回收的债权小于所要承担的担保责任,则北国投是希望海洋馆维持现状的,反之则是希望海洋馆能够破产清算。

(5)其他债权人

其他债权人具有与北国投债权人角色相同的利益需求,即最大限度地收回债务资金,减少损失。但没有担保人的责任存在,所以对于北国投所倡议的债务重组方案动机并不强烈,出于各自利益考虑,存在不同意见,难以达成一致。

(6)管理层及员工

管理层和员工作为海洋馆这个组织中的一部分,海洋馆的存在与否、是否盈利与他们是密切相关的。作为管理者,出于个人绩效、个人薪资报酬、个人职业生涯以及对企业和社会的责任感来考虑,是希望通过海洋馆来实现物质目标及个人价值的。作为普通员工,则更偏向于现有一份稳定的、有保障的工作,在基本生活得到保障的情况下再考虑更高层次的需求。所以,管理层和员工是希望海洋馆能够持续经营的,而破产保护就是在债务危机条件下,维持海洋馆的经营局面的一种有效方式。

(7)其他

在人们生活水平日渐提升的今天,人们的精神需求越来越强烈,对旅游的需求也越来越大。建一个大型集教育、娱乐休闲为一体的海洋馆,正是迎合了广大消费者,特别是内陆消费者的需求,其中尤以A市及周边地区的市民需求最为强烈。

2.破产保护对各利益主体的影响分析

(1)A市政府(A市高院)

政府出于政绩、形象、税收、经济发展和社会稳定等综合方面的考虑,是希望海洋馆能够继续经营的。在破产保护期间,债权人不得强制要求还债。破产企业也就是“债务人”,仍可照常运营,企业管理层继续负责公司的日常业务,企业可以通过资产的重新整合以及剥离不良资产,使公司重新走上正轨,但如果申请破产保护的公司重组失败,最后还是要破产清算。所以政府(高院)对海洋馆进行破产保护,希望海洋馆能够重整并正常运行。

(2)A 市动物园

动物园作为海洋馆的合作企业,只是小债权人,因而通过对海洋馆进行破产清算而收回的债权同海洋馆持续经营得到的收益相比较小,所以破产清算对动物园来说不是最有利的。破产保护最大限度地降低了债权人的影响,为海洋馆经营创造了一个相对稳定的经营环境,动物园可以通过海洋馆的门票获得一定的收入。但破产保护也使海洋馆自身发展受到极大影响。具体来说,包括:资本运作极其困难,难以吸引大量投资;经营战略运作的展开受到限制,一些新的经营项目和业务无法正常开展,使经营收入的提升受到影响。破产保护类似于发生交通事故时的“安全气囊”,起到一时的缓冲作用,缓冲之后,海洋馆必须寻求一个长远的发展之道。

(3)B 资产管理公司

B 资产管理公司作为海洋馆最大的债权人在海洋馆处于破产保护期间,无法收回投入的大量资金,被占用的资金产生巨大的机会成本;时间越长则资产贬值越严重,债权受损风险增大。但是,如果海洋馆通过破产保护达到重组恢复经营的目的,则 B 资产管理公司的债权收回的可能性增加,能够降低损失。若海洋馆发展上市的话,这部分债权还可能转为股本,带来更大的收益。所以摆在 B 资产管理公司面前的问题是,如何尽快打破海洋馆处于破产保护的现状。

(4)北国投

北国投作为债权人和担保人,在海洋馆破产保护期间不能收回资金,但也无须承担担保责任。如果海洋馆破产清算,北国投可以回收债权,但作为担保人如前面需求分析所述,要承担海洋馆无法偿还的债务。根据海洋馆的资产和债权现状来看,北国投在海洋馆破产清算后收回的债权大于要承担的担保责任。所以海洋馆通过破产保护的缓冲来改善现状对北国投更有利。

(5)其他债权人

其他债权人与 B 资产管理公司处境类似,由于海洋馆处于破产保护,其他债权人不得强制要求还债,海洋馆的债权人在其受到破产保护期间不能收回自己的资金,并且破产保护限制海洋馆的经营,债权人投入的资金得不到收益。但另一方面,与 B 资产管理公司同为债权人,如果海洋馆在破产保护期间能重组恢复经营,则能够得到更丰厚、更长远的利益。

(6)管理层及员工

对于管理层及员工来说,破产保护可照常运营,企业管理层继续负责公司的日常业务。管理层和员工的薪资报酬属于主营业务成本和管理费用,因此,只要海洋馆能够持续经营,管理层和员工就会有收入。但是从战略目标和长远发展来看,海洋馆一直处于破产保护状态会制约其自身的发展。海洋馆得不到发展,无疑会影响到管理层和员工的收入水平、生活状况和个人职业目标。所以长远而言,管理层和员工期待海洋馆在合适的时机和条件,摆脱破产保护,实现债务重组,进行融资,改善经营,得到更好的发展。

(7)其他

通过2002—2008年入馆人数统计表,可以看出入馆人数大致是呈逐年上升的趋势的。由此可见大型内陆海洋馆是有很大消费者群体的。消费者当然是希望这样一座大型的、具有代表性的、寓教于乐的海洋馆能够持续经营,并且随着人们需求的增长而不断发展。破产保护可以通过资产的重新整合以及剥离不良资产,使公司重新走上正轨,甚至变得比以前更加强大。所以保住海洋馆,采取适当的战略发展,是符合消费者及市场需求的。

总结:任何一个公司的发展都离不开各利益相关者的投入或参与,企业追求的是利益相关者的整体利益的最大化与平衡,而不仅仅是个别主体的利益。以上根据利益相关理论所进行的分析,分析了海洋馆利益相关者的利益要求,为综合平衡各个利益相关者的利益,出于长远战略角度考虑,海洋馆应该利用破产保护的缓冲通过资产的重新整合以及剥离不良资产,使公司重新走上正轨。

第7章　中医健康旅游

伴随人们生活水平的不断提高，人们对生活品质的追求也不断增加。生活环境的恶化、快节奏的生活给人们的健康带来了巨大影响。健康、疗休养、保健为主题的旅游活动不断增加，中医药在医疗、养生上的效果突出、底蕴深厚、方式多样、体验丰富，为人们所接受喜爱。伴随旅游业与中医药产业的融合发展，中医药健康旅游逐渐兴起。

7.1　中医健康旅游概述

7.1.1　中医健康旅游概念

中医药健康旅游既是改善人们健康状况的公共卫生事业，又是提高人们生活品质的经济产业，近年来在国家出台的一系列政策文件的推动下，中医药健康旅游的发展迎来了政策鼓励、市场看好、资本重视的良好局面，发展较为迅速。作为一种新兴产业，目前尚无官方定义，多数学者认为中医药旅游是旅游业发展到一定阶段后，依托于深厚的中医药文化内涵、独特的理论体系和内容，各种中医医疗保健手段、中药材资源为基本吸引物而产生的一种新型旅游方式。它的兴起和发展是人们对健康意识观念的逐步改变与增强，以及追求健康生活的潜意识推动的结果，也是传承发扬和创新传统中医药资源、加强中医药科普教育、弘扬与振兴我国中医药事业、促进我国经济新常态和中医药事业进一步发展的新驱动力。

7.1.2　中医健康旅游现状及必然性

中医中药、中国传统健身方法和中医新成就，在世界上影响广泛，已成为境外人士中国旅游的重要项目。每年都有许多外国人和港澳台同胞来内地就医、参观学习，考察和洽谈中药材贸易。健康的观念逐渐兴起，选择休闲、养生型的旅游方式已经成为主流；中医药旅游吸引了大量游客，特别是北京、上海、广州积极推动中医药旅游项目实施，而北戴河、杭州、南京、三亚等旅游胜地的中医药医疗旅游服务也相继推出，表明中医旅游在国内蕴藏着巨大的消费市场。

我国幅员辽阔，中医药和自然观光资源较为丰富，各地都有独具特色的中医药和旅游资源。但是由于中医药资源受重视程度不足，相关产业相对其他产业的发展较为滞后。而传统的自然观光旅游发展也陷入瓶颈，单一的观光、休闲、购物等不能满足多元化的健康服务需求，中医药与旅游业合作是市场经济下的必然结果。国家主席习近平曾多次提出并强调中医药是优秀的传统文化宝库，是得天独厚的旅游资源，中医药健康旅游是新兴的健康服务产业，结合了中医药事业与旅游业两大资源，同时具有中国特色和独特的传统文化底蕴。

中医药健康旅游产业的发展，可以改善中医药和旅游相关企业结构与布局，引导中医药旅游及健康服务相关产业的整合，进而实现相关产业集群战略与优化组合，集中将各地特色中医药自然观光及健康服务资源优势转化为产业优势，提高中医药和传统自然观光旅游相关产业的生产效率和市场竞争力，推进市场经济建设。因此，发展中医药健康旅游产业可以促进资源优势转化为产业优势，推进产业转型升级，促进经济发展。

7.1.3 中医健康旅游存在的问题与解决方法

虽然中医药健康旅游具有丰厚的中医药资源、独具特色的旅游形式、深厚的传统文化底蕴和内涵，但是在初步发展中也暴露了各种各样的问题。其中最大的问题还是人的问题，具备两方面知识的相关专业人才匮乏，行业准备不足。

伴随经济新常态，中医药健康旅游产业作为传承与弘扬中医药文化的主要手段之一已成大趋势，但作为中医药文化传承和教育的主要机构如高等中医药院校大中专学校，以及一些中医药界专业人士，对于中医药健康旅游产业的创新服务机制以及在产业的转型升级等方面的发展规律和思路的关注和研究较少，未能潜心深入挖掘中医药健康旅游产业的市场经济价值，同时也对中医药健康旅游产业的进一步发展、开发、推动与中医药文化教育、传承、传播和弘扬和谐发展关系心存疑虑和保守，使理论研究远远落后于实践发展，滞缓了中医药健康旅游产业的进一步发展与开发。因此从事中医药健康旅游产业的专业人才严重匮乏，尤其是中医药健康旅游所需的策划、经营、营销中医药服务解说及文化宣讲等各方面的综合性、复合型人才极其匮乏，阻碍了中医药健康旅游产业的规模化发展。

目前，我国在中医药健康旅游产业发展上依旧因循守旧，过度注重自然风光。虽然能够给人以美感，但是缺乏特色。各个率先发展中医药健康旅游产业的区域并未潜心深入挖掘本地特色资源优势，只是利用本地丰富的自然资源和深厚的中医药文化基础生搬硬套地搭配，缺乏创新。

中医健康旅游中散在的相关产业区域集群化程度不高，产业链不完整，不能突出各产业链的特色，各组成链接现阶段发展良莠不齐，缺乏系统规划和联系，而且产业链区域同构化，创新服务机制不够，缺乏专业高端人才等问题也极大制约了产业发展，个别具有代表性的中医药健康旅游产业经营机构也难以满足现状，新业态开发上缺乏创意，销售形式单一，使产业链附加价值低。产业分散、各自为营，不符合市场经济发展，难以形成较大的经济规模。中医药健康旅游产业链整合有待增强，新的业态有待开发。根据目前摸索出的经验教训，应开阔思路、创新机制，加强市场引导和政策扶持力度；整合产业资源，合作共赢谋发展；加强宣传推广，深化合作，营销创新；加快人才培养，提高科技创新能力。

中医健康旅游涉及农业、餐饮、交通、住宿、保健、养生、研发、培训、自然或人文景区、文化、信息、翻译等多方面利益，应加强各区域中医药、自然观光、健康等相关产业的整合与链接，通过科技开发、服务创新、创造市场，形成规模和品牌效应，从而形成中医药健康旅游产业集群链，各区域遵循本地基本情况，以经济建设为中心，面向市场，依托本区域独特的传统旅游资源和深厚的中医药文化根底等其他特色资源，打破门户偏见，政府出台对中医药健康旅游产业的指导性政策，同时也应采取实际行动搭建一个方便的金融交流平台，鼓励更多民营资本注入中医药健康旅游产业。增强中医药健康旅游产业与文化消费、互联网等产业交叉、渗透及整合。合作共赢，探索建立全方位、多元化、多层次的中医药健康旅游产业服务品牌。

专业复合型人才作为中医药健康旅游产业的基石与第一资源，应建立健全中医药健康旅游产业综合的全方位多层次科学的人才培养体系，创建中医药健康旅游产业人才培训与管理机构，加快现阶段发展急需人才和专业复合高端型人才的培养，在高等院校、科研机构等单位建立健全中医药健康旅游产业相关专业培养体制，鼓励支持产学研结合和科研成果转化，建立中医药健康旅游产业科技孵化基地，构建良好的人才引进机制，建立健全中医药健康旅游产业人才合作、互换、交流等机制。信息化社会也对中医药健康旅游产业营销服务提出了更高要求,因此要加强专业化培训,同时促进中医药健康旅游产业服务理念与产品营销结合,依托各区域优势开发具有中医药文化内涵的特色产品,打造特色品牌,让中医药文化成为中医药健康旅游产业发展的重要因素,将中医药健康旅游产业打造成引领经济发展的新引擎。

7.2　中医健康旅游资源

7.2.1　中医药旅游资源及其特点

中医药旅游资源是一种特殊旅游资源,是中医养生旅游的核心,是指对中医健康旅游者具有吸引力,能满足旅游者追求身心健康、延年益寿目的,能激发旅游者养生旅游动机,可为旅游产业利用,可产生经济、社会、环境效益的各种事物和因素的总和。在市场上,一方面可考量中医药资源对旅游者的吸引力程度高低和其规模大小,另一方面需要明确其作为旅游资源的特点,并创造相应的旅游环境。

中医药旅游资源与一般旅游资源相比,除考虑旅游资源要素价值、观赏游憩使用价值、历史文化价值、规模、丰度、完整性等一般旅游资源的评价标准之外,还应具备以下特点:

1. 专业性

与其他类型的旅游资源相比,中医药旅游资源属于医学专业领域,中医药旅游资源的医学专业性较强,涉及医药安全,其评价和开发都需要在中医药相关专业人员的协助下才能完成。

2. 功能性

除了休闲、放松、求新、审美等一般旅游资源能够实现的功能,旅游者对中医药旅游资源还有或治病或康体等医疗保健的功能要求。

3. 文化性

作为一门医学,中国传统医学具有非常鲜明的文化性。现代医学只有几百年历史,而中国传统医学经过几千年的积淀,早已是中国文化不可或缺的一部分,其科学性或许仍有争议,其文化性却是毋庸置疑的,而我国各个民族都有着自己的传统医学,共同组成了丰富的中医体系,体现着各自的民族文化。

4. 环境性

中医所倡导的生活方式和生活环境不仅体现了人与自然及社会的和谐统一,有利于身心健康,更体现出一种"天人合一"的中国传统美学和哲学精神,与现代人实际的生活方式和环境大不相同,却令人向往,能够激发人的旅游动机,正如杨振之教授所说的旅游的本质是"诗意的栖居"。

7.2.2　中医药旅游资源的分类

在中华民族几千年不断的传承和发展之下,形成了中医药资源的巨大宝库,虽无法在有限的篇幅内做详尽的梳理,但可以对中医药资源进行分类式的汇总,从而成为中医药旅游资源的分类和评价的基础。

1. 中医理论

中医不仅是中国人几千年来医疗实践的经验总结,更是中国哲学思想的结晶和传统文化的重要组成部分。中医理论广泛吸收春秋到先秦时期儒家、道家、阴阳家、兵家等各个流派的思想,并不断发展,最终形成了一门哲学化的医学,中医理论中的很多观念都不仅是医学观念,也是哲学观念,如源自阴阳家的五行学说、源于周易象数思维的脏象学说、源自儒家的君臣佐使组方原则等。中医哲学主要包括气一元论、阴阳学说、五行学说、整体观念、恒动观念、辩证观念等,中医基础理论主要包括脏象学说、气血精津液学说、体质学说、经络学说、六淫七情、正邪阴阳等,以及中医史及相关名人典籍。

2. 中医诊疗

中医诊断主要包括四诊即望、闻、问、切,八纲辩证即阴阳、表里、寒热、虚实的辩证诊断,以及病因、气血津液、脏腑、经络、六经、卫气营血和三焦辨证,之后对症治疗。

中医治疗方法多样,内科治疗主要包括解表法、清热法、攻下法、和解法、温里法、补益法、消导(消散)法、理气法、理血法、固涩法、开窍法、镇痉法;外科治疗主要包括引流法、垫棉法、药筒拔法、针灸法、熏法、熨法、热烘疗法、针刺疗法、洗涤法、外科手术(切开法、烙法、砭镰法、挂线法、结扎法等);中药治疗主要包括中药种植、中药采集与储藏、中药炮制、中药性能(四气五味、归经、升降浮沉)、中药配伍应用;针灸治疗主要包括毫针刺法、灸法、拔罐法、耳针头针、按摩疗法、发泡疗法、熏洗疗法、敷药法、热熨法、贴药法、吹药法,等等。

3. 中医养生

除了上述中医诊疗体系,在中医"治未病"的主导思想下,还发展出了丰富而独特的中医养生法。与西方养生法基于营养学不同的是,中医养生不仅强调身体的保健,更注重身心的和谐,其天人相应、和谐统一、动静互涵、三因制宜、形神合一等基本养生原则,已经超越了简单的身体保养,上升为一种生活方式、一种民族文化、一种东方智慧和哲学。

中医养生主要包括精神养生、环境养生、起居作息养生、睡眠养生、药膳食疗、房事养生、运动养生(气功、五禽戏、太极拳、八段锦、易筋经)、娱乐养生、浴身养生、保健针灸按摩、药物养生、因人养生、体质养生、部位养生、因时养生、区域养生等。

4. 中医文化景观

中医千年传承出现了许多载体,这些载体既有以上三点理论与实践的应用,也有很多实实在在的药物。例如全国各地都在兴起的中药养生园区类健康基地,名医名药的传说及旧地故居,道地药材的示范基地,各种专门性的中医药博物馆,大批传统老字号中医品牌及国药,等等;既可以参观,又可以综合体验及购物。

7.3 中医健康旅游产品

7.3.1 中医健康旅游产品分类

中医药旅游是近些年中医药和旅游产业所融合发展的产物,是中医药健康服务的延伸和旅游业的拓展。2016 年 1 月,国家旅游局和国家中医药管理联合下发《关于促进中医药健康旅游发展的指导意见》,文件将开发中医药健康旅游产品列为首要重点任务;提出要针对不同游客的需求,大力开发中医药观光旅游、中医药文化体验旅游、中医药养生体验旅游、中医药特色医疗旅游、中医药疗养康复旅游、中医药美容保健旅游、中医药会展节庆旅游、中医药购物旅游、传统医疗体育旅游及中医药科普教育等旅游产品。文件中对中医药健康旅游产品的分类较为细致,根据现有研究,中医药健康旅游基地所能提供的产品分为几大类,43 个具体项目。对于这几类产品的特点与内涵,具体为:

(1)养生保健类产品:以中医理论为指导,采用中医药特色疗法或手段为主,健康、养生、保健为主要目的所提供的系列非治疗类产品中医药服务,如推拿、足疗、药膳、药饮等。

(2)医疗保健类产品:健康旅游基地不同于中医药医疗化构,这里所提到的医疗保健重预防、轻治疗(常见病、多发病)。主要开展中医针灸、拔罐、刮痧、体质鉴别、治未病等服务,同时也可邀请名医坐诊,吸引游客了解和感受中医药。

(3)美容保健类产品:在中医基础理论和人体美学理论指导下,采用中医技术与中医药资源,将传统理论与现代科技结合,开发的塑性美体、延年驻颜的美容保健产品。

(4)观光与文化体验类产品:依托中医药自然资源与人文资源优势,开发相应的观光与体验活动,让消费者在观光活动中认识中医药、感受中医药、熟悉中医药,在体验中加深对中医药的认识和了解,提升对中医药文化的认同与喜爱。

(5)购物旅游类产品:中医药健康旅游基地中销售中医药资源和文化所直接产生或衍生而来的产品,如道地药材、中药饮片、中医器械、药妆、药饮、工艺品等。

(6)学术会展类产品:主要是通过举办大型会议、会展、节庆等活动,吸引消费者关注,让人们了解中医药、认识中医药,在活动中普及中医药知识、传播中医药文化。

7.3.2　中医健康旅游产品设计与开发

7.3.2.1　养生保健类产品设计与开发

随着养生保健理念的兴起,市面上出现了各类中医养生馆,推拿、药膳等已经成为人们生活中增进健康、疗养休息的重要内容。养生保健类产品是中医药健康旅游产品体系中的重点内容,中医药文化特色鲜明,对硬件设施上的要求相对较低。研究表明,消费者在对具体产品的选择上存在着一定的差异性,相关健康旅游基地或者综合体在产品开发策略上也要有所侧重。

1. 功能概述与资源依托

中医药健康旅游养生保健产品是指在中医药理论体系指导下,以中医药特色疗法为手段,开展推拿、足疗、药膳等中医药保健服务,从而实现促进旅游者放松身心、促进健康等目的的服务。

此类产品中的主要资源依托于三部分:一是能够提供相应服务的专业化人才;二是药剂、药饮等服务所需的中药材资源;三是,可以开展推拿按摩、功法教学体验、禅修等服务的良好环境。

2. 产品内容与目标市场

(1)大众产品

推拿(按摩)、药膳、足疗保健、养生功法及药饮这五种产品,消费者接受程度较高,市场需求较广,可将这几类产品作为养生保健类中医药健康旅游产品中的大众产品进行开发。

伴随着社会全面发展和人们生活水平的提高,市场上出现了各类养生和休闲会所,而推拿和足疗是各类休闲会所、高端酒店和养生保健机构的主要产品和服务。推拿主要是通过各种手法在人体经络上进行治疗的一种方式,是一种医疗手段,更是一种保健方式,具有疏经通络、行气活血、放松身心等疗效。由于其绿色天然、治疗便捷、不受时间地点气候等条件限制,且疗效好,受到越来越多人的欢迎,已经成为广大群众所喜爱的养生保健方式。适用群体广,除对推拿师的技术水平要求高外,并无太多硬件要求。

足疗在中医文化中源远流长,源于中医脏腑和经络理论,主要包括足部按摩和足浴两种形式。市场上各类足疗场所的出现标志看足疗已经成为人们日常生活和工作中养生保健的一部分,并且已经形成规模与品牌。足疗在调和气血、增强血液循环、促进新陈代谢、放松身心等方面疗效显著。足部按摩与中药足浴已经成为各类足疗保健的招牌,但按摩手法及足浴药水的成分需要规范。同推拿一样,足疗保健的目标市场同样广泛,适合各类群体,但也需要注意相应服务的适应证,保证服务人员的技术水平。

“民以食为天”“药补不如食补”等传统观念的存在,使中国人对“药食同源”的理念更加认可,具备养生保健功能的药膳和药饮格外引人关注,药膳及药饮能根据体质针对性地调理旅游者身体。而且吃也是旅游活动中必不可少的要素之一，除了能促进健康之外，还能增加旅游者的体验性。

伴随着人们生活条件的改善，健身运动也受到关往，国务院印发的《全民健身计划（2016—2020年）》将传统功法列为重要内容，助力“健康中国”战略的实施。传统的中医导引气功不仅是形体运动，更是身心调养的重要手段。其修身养性、调息安神效果颇佳，不仅是一时的体验，还能运用于日常保健。

药饮（药茶、药酒）一直是传统中医养生保健的重要方式，经常饮用针对性的药饮可以达到防治疾病、修复身体、健康保健的目的。目前市场上出现了各类中医药药饮产品，出现了琳琅满目的本草药茶和药酒。药饮产品在中医药健康旅游基地中市场广泛，可以配合药膳或者其他养生保健服务，根据游客的体征和需求，提供针对性的药饮。

对于以上提出的五种大众健康旅游产品，既可以单独进行专项开发，也可与基地服务进行融合发展，如：游客可以欣赏中医药健康旅游基地的秀美风景，学习传统太极、五禽戏、八段锦等养生功法，在基地中随处可听见养生音乐的播放。在一天游玩结束后，吃药膳、喝药饮，再享受推拿、足疗的保健休闲服务，既放松了心情、开阔了眼界、强健了体魄，还能够解除疲劳，达到养生保健的效果。

（2）专项产品

专项产品包括养生音乐、芳香理疗、禅修这几种，消费者接受程度相对较低，不同群体间选择存在着差异性，故将其列为专项产品。

《黄帝内经》中就提出“五音疗疾”，中医五行音乐在治疗情绪不安、精神抑郁、神经衰弱、失眠、高血压、胃肠功能紊乱等方面具备一定疗效，在听音乐的过程中达到调理情志、改善健康、预防和治疗疾病的效果。

芳香理疗由来已久，古人常用熏蒸草药来治疗一些非严重性疾病和慢性病；近年在一些美容院所中开展的精油服务让人们重新认识到芳香疗法。芳香疗法主要是利用草药以及精油的性味归经，辅助经络运行全身，达到各个脏腑器官，从而调息身体、平衡身、心、灵、气。对于芳香理疗产品既可单独开发，也可以与基地建设相融合。在中医药健康旅游基地中，可以种植相关的中草药，如紫罗兰和水仙花会使人感到舒畅、温馨，适合女性游客；康乃馨和杏仁的味道可以使人回忆起愉快欣慰的往事，淡忘生活中的烦恼，适合老年人和心事较多的中年人；菊花与薄荷会激发孩子的智慧与灵感；水仙花可以使人大脑保持平衡，减轻大脑疲劳等。此外，芳香养生可采用香袋、药枕、精油、香烛等形式呈现。

禅修是一种调节身心与情绪的一种手段，是精神心理治疗的一种方法，佛医、道医所讲的参禅实为一种气功，已经成为中医药养生康复的内容之一，强调清净调神。当今社会，人们的精神和心理压力较大，禅修的存在，让人们可以更好地去思考人生，以积极的态度面对生活和工作，增强对生命、健康和疾病的认知和感悟。在中医药健康旅游基地中，可以聘请相关禅修者来开设禅修课程，让游客参禅打坐，与高僧一起探讨生命与健康的内在，达到修身养性的功效。

市场定位上，女性比男性更愿意选择养生音乐产品，可将女性作为养生音乐的主要市场。学历高的人群主要从事脑力劳动，所面对的精神压力更大，因而也是养生音乐的主要消费群体。芳香疗法主要以女性市场以及高学历人群为主，这与女性自身特质有关，女性更注重自身的形象气质，更喜欢安静平和。而高学历人群的生活水平更高，对于芳香理疗这种怡情养生方式更为喜欢。

7.3.2.2 医疗保健类产品设计与开发

中医药伴随中华民族几千年，是历史长河中不断与疾病抗争所留下的宝贵财富，其疗效受到消费者的广泛认可，而中医药在治疗的同时也是一种养生、保健手段。

1. 功能概述与资源依托

中医药健康旅游以健康保健为主要目的，实际体验中还涉及医疗保健服务。健康旅游基地中所提供的医疗保健服务，重预防、轻治疗，主要开展中医针灸、拔罐、刮痧、体质鉴别、治未病等服务。此类产品依托的主要资源是中医师、中医专家、医疗器材和优质中药材。

2. 产品内容与目标市场

(1)大众产品

推拿既是一种保健方式，也是一种中医治疗手段，是消费者最受欢迎的医疗保健产品。此外，拔罐、药浴、中医体检和针灸选择的比例也较高，因而将这五种产品列为大众产品。

推拿与拔罐是一种非药物性的外治疗法，主要是通过刺激患者的经络、经筋或皮肤，达到调和阴阳、调整脏腑、推行气血的功效。中青年人群是社会的中坚力量，本身面临的健康风险较高，是推拿与拔罐的主要消费群体。

中医药浴是在中医理论的指导下，选配适当的中草药，药物煎汤取液后进行全身或局部洗浴(如坐浴、足浴、手臂浴、面浴、目浴),以达到防治疾病的目的。中医药浴,可以促进机体血液循环,有助于消除疲劳、促进睡眠,在治疗风湿、类风湿、高血压、肥胖症等多种疾病上疗效显著。因此,更受女性青睐,同时,工作压力较大的高学历人群更愿意选择此类产品。

中医体检主要是采用中医体质辨识量表、仪器检测以及中医四诊相结合的一种体检方式,运用中医方法检查、分析受检者的体质、症候群,以及健康风险因素,从而指导体检者未病先防,进行调养。中医体检是医疗保健产品中的特殊项,任何健康人群和亚健康人群,甚至疾病患者都可以进行,产品适用于每一位消费者,并且简便易行、高效低价。研究发现高学历人群健康意识较强,而低学历人群面对的健康风险更多;因而高学历和低学历人群更愿意选择中医体检来检测个人健康状况。

针灸是针法和灸法的统称,针法是用金属针,按一定穴位,刺入患者体内,运用操作手法以达到治病的目的。灸法是用艾绒或其他药物制成特殊产品,温灼、熏烫皮肤表面,利用热和药物双重刺激穴位来治病。针灸适用范围广泛、疗效迅速、操作简单、费用低廉、副作用少,具有疏经通络、调和阴阳、扶正巧邪的功效,已经被国内外患者所认可。此类产品可结合患者具体病情,辨证施治,目标市场覆盖所有消费者。

(2)专项产品

专项产品包括名医问诊、熏蒸、治未病、刮痧等,这些产品得到相对较少的认可,市场规模相对较小,因而将它们划分为专项产品。

名医问诊主要是依托中医名家资源,在健康旅游基地设立名医苑或者国医堂,邀请名医坐诊,对消费者进行诊治。这种产品所面向的人群主要是疾病患者,而中医名家诊疗的费用也相对较高,因而目标人群为患病和高收入群体。

中药熏蒸疗法利用中草药加水煮至沸腾,用产生的气体熏蒸局部疾患处或穴位来治疗疾病的一种外治疗法,在临床康复中作用极大,应用广泛,需要辨证用药治疗。调查研究发现女性对此疗法的选择比重较高,可作为重点推广人群。

治未病是一种预防保健手段,秉持“未病养生、防病于先,欲病施治、防微杜渐,已病早治、防止传变”的理念,采用多种措施防止疾病的发生与发展。2014年国家中医药管理局印发《中医医院“治未病”科建设与管理指南(修订版)》,要求二级以上中医院开设治未病科,中医治未病已经以临床专科形式发展。治未病服务实际上融合了多种中医治疗方式和方法,对自身健康状况进行全面了解,并采取相应措施来促进健康以达到预防保健的效果。治未病所面向是全体对健康关注的人群,尤其是存在着健康风险的或者亚健康人群。治未病的手段很受女性青睐,压力较大的高学历者对治未病的关注程度也较高。

刮痧是在中医经络理论指导下,用特制的器具在体表进行相应的手法刮拭,出现皮肤潮红或红色粟粒状等变化,达到活血透痧、防治疾病等的一种外治法。作为一种自然疗法,其具备简便廉验的特性,在亚健康调控上作用突出,适用于多种临床疾病的治疗且疗效显著。医疗保健类产品主要集中在消费者的一些常见病和多发病的诊治和调理上,健康旅游基地所提供的中医医疗类服务不同于一般中医医院等以医疗服务为主要内容的机构,在这里主要是以调养、保健及一些常见病多发病的诊治为主。因而此类产品主要面向有医疗保健服务需求的人群。

7.3.2.3　美容保健类产品的设计与开发

纵观当前的美容保健类产品,西方产品占据绝对的主流地位。而随着绿色消费、返璞归真的理念兴起,历经千年积淀的中医美容,因其来源天然、疗法自然、安全有效、毒副作用小的特点,在美容保健市场中越来越受到消费者的青睐。大街小巷上出现了各类以中医药为特色的美容保健场所。

1. 功能概述与资源依托

中医美容是指在传统中医理论和中国美学思想的指导下,防治损容性疾病和修饰、掩盖以及矫正生理缺陷,从而达到防病健身、延年驻颜的目的,是保持人体形神美的有效手段和方法,在防治脱发、白发、黄褐斑、痤疮、扁平疣、肥胖症等损容性疾病,以及防治皱纹、皮肤干燥松弛、肤色无华等损容性生理缺陷上疗效显著。

中医药美容保健产品开发所需要依托的资源主要在中医美容师和品质优良的中药材两个方面;同时,美容场所对环境要求较高,基地在开展此类服务时,要做好硬件设施建设。

2. 产品内容与目标市场

(1)大众产品

减肥瘦身、美白肌肤产品成为最受关注的中医美容美体类产品,而这两类产品本身具备一定的普适性,市场需求较高,因而可将其作为大众产品进行开发。

随着人们物质生活逐渐改善，饮食越来越丰富，快节奏的生活及体育锻炼的缺失，致使肥胖人群不断扩大，肥胖不仅仅对人们的身体健康有影响，还会导致各种心理和社会适应上的问题。减肥已经成为当代男女老少日常生活中必不可少的话题。中医主要利用辨证施治的原理，通过对穴位或者药物来疏通经络、调整脏腑功能、消痰利水等，调整肥胖者的神经和内分泌系统，加快新陈代谢，从而来达到减肥的目的。

中医药健康旅游基地可以开设减肥瘦身班来吸引消费者。这样的健身班周期较长，学员待的时间较长，收益也相对较高。此外，还可以进行中医减肥方式科普，如推拿减肥、推拿瘦腿、减肥茶方等。研究发现，性别和职业对消费者选择中医减肥存在影响，女性、企业人员对减肥瘦身产品的需求比例更高。因而在进行中医减肥瘦身产品开发时应进行细分，营销推广上，将女性和企业人员作为重点目标人群。

(2)专项产品

无论男女老少，都希望自己的皮肤好看，东方人以白为美，民间有一种说法——一白遮百丑，皮肤白皙可让自己看起来更美丽也显得更为年轻，因而人们对于美白产品的需求十分旺盛。而中医美容学已有几千年历史，古代医学文书中记载了大量具有美白润肤功效的中医疗法与药方。分析发现，女性、高学历人群、年纪轻的消费者更喜欢美白产品，这类人群是美白肌肤产品的主要市场，健康基地可以重点针对这些人群提供中医美白润肤服务。

具有驻颜去皱、调理祛痘、乌发生发、祛斑消瘦、香口除臭、正骨整形、丰胸等功能的美容保健产品受到的认可度相对较低，这些美容产品所解决的问题也具有一定的特殊性，所面对的人群较窄，整体市场规模较小，因而将这几类产品归为专项产品。

随着年龄的增加、环境的刺激以及不良生活习惯的影响等，人们脸上会出现各类皱纹，影响到个人的容貌。女性更为关注自身容貌的变化，且皱纹主要发生在年龄较高的人群，因而健康基地的驻颜去皱产品目标市场应聚焦在年轻女性和中老年人群中。

痘和疣主要出现在年轻人群中，而且年轻人多会有雀斑及痤疮的出现，因此祛痘祛斑产品市场应以年轻人为主，尤其是学生群体；同时中年人群也会出现斑纹，也应注意此类人群的需求。

乌发生发产品主要针对脱发者。香口除臭产品主要针对存在异味者。中医丰胸则是针对胸部发育不完全或者对胸部有特殊要求的女性。可以看到这些产品所面对的消费人群,具有一定的特殊性,这些产品和服务具有差异性,健康旅游基地可将这些产品作为专项特色产品进行开发,市场明确,目标人群相对具体,便于营销推广。

7.3.2.4 观光与文化体验类产品的设计与开发

随着体验经济时代的到来,传统走马观花式的旅游市场逐渐萎缩,人们更关注精神上的满足和享受,希望能够获得更为丰富的旅游经历。中国中医药历史悠久,蕴含着博大精深的中医药文化资源和中草药资源,已经有地方开发了相关旅游产品,如北京推出13条中医药养生文化旅游路线。但总体而言,相关资源的旅游产品开发尚未能形成规模,且大多以观光为主,体验类产品缺乏。

1. 功能概述与资源依托

中医药观光与文化体验旅游产品主要是依托中医药自然资源与人文资源优势,开发相应的观光与体验活动,让消费者在观光活动中认识中医药文化、感受中医药文化、熟悉中医药文化,在体验中加深对中医药的认识和了解,提升对中医药文化的认同与喜爱。

2. 产品内容与目标市场

(1)大众产品

研究表明,本类产品中消费者最喜欢的是中医药动植物观赏(如动植物标本、中草药园等),其次是药妆、药饮的参观与制作体验,消费者对这两种产品的选择比例最高,认可程度较高,这两种产品中,一种为观光产品,一种为体验产品,可作为健康旅游基地的大众产品。

中医药动植物观赏对资源要求较高,健康基地在开发中医药动植物观赏产品时,需要自建中药园、培植中草药,或者与相关的机构合作,设计参观路线。这种产品适合所有人群参与,大众认可度比较高。

而开发药妆、药饮制作体验的产品,需要游客动手参与,更需要相关专业人员的配合,向游客们展示药妆和药饮的制作流程,制作完成的产品可以留作个人纪念。女性和高学历人群选择此产品的比例较高;年轻人也愿意参与其中。因而对于药妆与药饮的参观制作体验产品的目标市场应聚焦在女性、高学历人群和青年消费者。

(2)专项产品

对于中药制作流程参观,人文景观参观(博物馆、医馆、中医药大学等),中药品质鉴定参观体验,消费者选择的比例相对较低,因而这些可作为观光与文化体验类产品中的专项产品。

中药制作流程参观以及中药品质鉴定,具有一定的专业性,游客在休闲旅游中,主动学习的意愿不强烈,因而对此产品的兴趣相对较低。中医药博物馆、老字号医馆、中医药大学等人文景观已经形成,健康旅游基地复制难度大、成本高,因而可以与相关机构合作开发相关旅游路线。让游客在健康基地中修身养性、康复保健,也有机会外出参观感受中医药历史文化脉络和智慧哲学。此类产品在传播中医药文化中的地位突出,并且不同社会特征的人群在产品选择上并无差异,因而其目标市场可以定位为普通大众。

7.3.2.5　购物类产品的设计与开发

中国幅员辽阔,中药材资源丰富,道地药材产区的名贵中药材和中药饮片等既可以作为居家保健药物,也可以作为礼品馈送他人。除此之外,随着中医药的发展,中医、中药的衍生产品也不断出现,如中医科普读物、药饮、药妆以及相关工艺品等。

1.功能概述与资源依托

购物类产品主要是指游客在中医药健康旅游基地进行健康旅游,所能够购买并带走的旅游纪念品以及当地特产等。中国中医药资源丰富多样,为发挥中国各地区中医药的资源价值,可依托以道地药材、中药饮片、特制药方和中成药为核心产品,此外还包括以中医药资源和文化所衍生而来的产品,如中医器械、药妆、药饮、工艺品等产品的销售。

2.产品内容与目标市场

(1)大众产品

研究发现,消费者对道地药材与中药饮片、药饮(茶、酒等)、药妆以及中医药生活用品(药枕等)的选择比例较高,这些产品的市场空间巨大,因而可将其列为大众产品。

购物是旅游活动的基本要素之一,近年来旅游活动中强制购物等恶性新闻事件频出,且出现了诸多打着中医药旗号的各类虚假养生保健产品,这给中医药健康旅游基地在购物产品的设计和开发上带来一定影响。消费者对此类产品购买的意愿不会特别强烈,并且带有警惕心理;调查也发现消费者对于中医药健康旅游基地,最不关注的要素就是购物。此外,当前旅游市场上旅游纪念品繁多,重复率高,产品的特色性不足。这就要求中医药健康旅游基地开设购物专区,在购物产品设计上要特色鲜明。

中国幅员辽阔,不同区域所产的药材在药效上存在着差异,而市面上中药材的质量良莠不齐,这造就了道地药材和中药饮片的广阔市场空间。在产品开发上,严控质量,在全国范围内搜集道地药材,供应道地药材(含名贵中药材)和中药材饮片(尤其是小包装饮片)。

人们对药饮的关注也越来越高,市场上出现了诸多品类的药饮,如各类配方茶、药酒等。中医药健康旅游基地可以自行设计养生保健药饮,也可以与市场上的药饮厂家合作,销售相关产品。

中药药妆因来源天然、效果稳定、无毒副作用而备受消费者欢迎,但药妆的研发和生产周期长、耗资高,不适合在健康旅游基地进行生产且药妆具备一定的药物性,需要严把质量关。

中医药生活用品主要包括药枕、香囊、草本药膏等。这类产品存在两种情况,一种是简易加工产品,不需要太复杂的工艺和设备即可完成,如香囊和药枕;另一种是深加工产品,如牙膏,对技术和设备要求较高,此类产品以合作销售为主,条件允许的可以自行生产销售。中医药生活用品很受女性青睐,同时工作压力较大的高学历人群也可以作为重点对象进行市场开发。

(2)专项产品

对于中医药工艺品、图书音像制品以及相关医疗器械,消费者的认可程度相对较低,受众面相对较窄,因而可以作为专项产品进行开发。

健康旅游基地可以提供具有中医药特色的、能够反映中医药文化的如雕塑、塑像等中医药工艺品;销售中医药文化知识的图书、明信片,以及相关音频和视频产品;售卖简易的家用艾灸仪、拔罐器等医疗器械产品。同时,要注意开发健康旅游基地的周边产品,借助周边产品进一步推广中医药健康旅游基地,扩大基地影响力、提升品牌力。研究发现青年人更愿意选择图书音像制品,因而针对此类人群应以提供图书音像制品为主。

中医药健康旅游基地的购物产品面向的人群是所有的消费者。相关产品的研发和生产环节多、对资源和技术要求高,因而基地应加强与相关企业合作,以定制购进相关产品并进行销售为主。

7.3.2.6　学术会展类产品的设计与开发

随着中医药的发展逐渐受到重视,以及消费者对中医药的兴趣逐渐增加。各类中医药会展和学术活动层出不穷,如北京地坛中医药健康文化节已经成为一个常规固定的节庆活动,通过一系列活动传播中医药文化,加深群众对中医药的认识和了解。

1. 功能概述与资源依托

此类产品主要是通过举办大型会展、节庆等活动,得到消费者关注,让人们了解中医药、认识中医药,在活动中普及中医药知识、传播中医药文化,同时也有助于推动中医药健康旅游基地的品牌传播。学术会展类产品的依托资源主要是中医药专家、中药材资源。

2. 产品内容与目标市场

(1)大众产品

中医药文化节和中医药博览会是最受欢迎的学术会展类产品,而本身所面向的人群没有特殊性,因而可以作为大众产品进行开发。

随着人们对中医药的追捧和中医药健康旅游的发展,各地举办了多种多样的中医药文化节和博览会,通过会展和节庆活动,加深消费者对中医药的认识。消费者对此类活动也较为喜爱,可以在娱乐中学习中医药知识。中医药健康旅游基地在开发此类产品时需要整合中医药资源,多方筹措推动建立特色中医药文化节或者博览会。如北京地坛中医药文化节已经发展为北京市重要节庆活动之一,还有广西巴马开展长寿养生文化节、南阳张仲景文化节等。在节庆、会展中,可开展中医药诊疗服务、中药鉴别、中医史文化、中医现代器械体验等一系列活动,在这些活动中科普和传承中医药文化。这类产品面向所有消费者。

(2)专项产品

除了以上两种大众中医药旅游产品外,对于开展中医药健康知识讲座,举办学术会议、学术论坛,消费者的认可程度较低。中医药科普知识讲座面对的主要是对中医药感兴趣的人群,而学术会议或论坛则面向的主要是专业人员,这两种产品所面对的对象较为明确,受众面较窄,因而将其作为专项产品进行开发。

无论是中医药科普知识讲座还是相关的论坛会议,其专业性、学术性较强,而旅游中游客主动学习的意愿不高，在产品开发时，这两种产品的市场相对转移，主要面向的目标市场主要是中医药领域内或者对中医药感兴趣的人士。

以上产品通常是有针对性地根据消费者的目的来设计开发，既可以单独进行专项开发，也对多项服务融合开展。如果是短期中医药健康旅游活动，根据目的和时间安排少量的产品组合即可；如有大量的时间而且目的不明确，可根据旅游者兴趣多选择几项产品进行体验，如中医药文化景观的参观、医疗服务体验、养生技能体验和教学、药膳等。

案例分享：桐庐从"中医药鼻祖圣地"到健康服务产业特色小镇

1. 发展背景

(1) 桐庐，传承至今的古行政区名，意为桐君老人于桐君山下，结庐采药、治病救人。相传桐君老人是上古时药学家，黄帝臣，以擅长本草著称，桐庐在人们心中也成了名副其实的"中医药鼻祖圣地"。

(2) 小镇北至城南路转至杭新景高速，南至大奇山脚，西至规划路转至大奇山路，东至天井坞区块。规划建设用地面积 2.6 平方千米。

(3) 健康小镇背靠大奇山国家森林公园，与桐庐县城无缝对接，是桐庐富春山健康城的核心区块，三面环山，一面临着富春江，宛如世外桃源。整个区域环境优势明显，森林覆盖率超过 80%，全年有 340 天的空气质量达到或优于二级标准优良天数，PM2.5 浓度年均值低于 35，空气中富含丰富的负氧离子，每立方厘米达到 2 578 个，远超国家 6 级标准。

(4) 健康小镇区域年平均气温在 15 ℃，酷暑天的气温也平均在 26 ℃左右，比起避暑胜地庐山也不遑多让。守着富春江，健康小镇的水资源达标率为 100%。

2. 产业定位

小镇充分利用规划区域内优良的生态环境和健康产业基础，以富春山水原生态和"桐君"国药文化为依托，打造以健康服务业为核心，以健康养生（养老）产业、健康旅游、中医药保健产业、健康管理等项目为载体，促进产业融合、产城融合和城乡融合，宜居、宜业、宜养、宜游的健康服务业集聚区。

3. 发展目标

成为长三角重要的健康服务业的集聚区、浙江省健康产业发展示范区。

4. 运作思路

产业发展体系为“4 + 2 + X”，其中“4”：健康养生（养老）服务、中医药医疗保健服务、健康旅游、健康食品四大特色产业；“2”：医疗服务和健康管理二大支撑产业；“X”：健康制造、总部经济、物联网、电子商务、文化创意、体育休闲等几大配套产业。

三个功能区块，即

（1）核心区——重点集聚健康医疗、健康管理等医疗服务和研发机构。

（2）配套区——培育壮大保健护理、养生养老、健身休闲等健康服务机构。

（3）拓展区——提升丰富中药材、保健品、有机农产品、药膳美食等健康食品产业。

招商政策：

（1）代办服务：小镇落户企业，管委会对其进行全程代办服务。

（2）人才政策：对紧缺的高层次人才，提供100～120平方米、设施完善的人才专项房；企业引进的高级企业经营管理人才，且年龄在55周岁以下，在桐庐首次购买住房的每人可申请享受购房补助20万元。

（3）平台政策：对企业建立并被批准为市级院士专家工作站的，除享受杭州市一次性奖励50～100万元外，给予一次性建站经费20万元。

5. 小镇特色项目

（1）健康小镇会客厅

作为健康小镇的线下门户，可以作为健康小镇对外宣传的窗口，让来宾能够直观地了解健康小镇整体的建设情况、入驻企业的发展情况，同时作为桐庐县对外宣传的一张名片。

会客厅占地400平方米，分为形象展示区、核心展示区、VR生态体验区、互联网 + 健康体验区等四大功能区块，主要承担规划展示、参观接待等功能，通过LED大屏等硬件设备全方位展示富春山健康城整体的规划；同时结合Wi - Fi、云、移动互联网等信息化通信技术，以打造一个集现代化与信息化为一体的先进性会客厅。

（2）江南养生文化村

江南养生文化村是国内首个将中医药“治未病”理念和健康管理科学体系有机结合的落地服务项目，联合中国中医科学院等权威科研机构，自主研发江南健康促进体系，通过精准检测、系统评估、全面干预的全流程服务，辅以“健康促进信息系统”，提供个性化健康管理方案，并融入日常生活，将健康干预手段融入日常生活，带来了健康促进服务的新模式。

同时，江南养生文化村一直致力于打造以“绿色”“系统”为根本，以中医药调理为特色的睡眠服务产品。在睡眠诊疗上，江南养生文化村摒除化学药物干预，从环境、医疗、饮食、运动、心理、生活习惯六大方面帮助客户养成良好睡眠习惯，并同步结合线下度假村式园区服务，让治疗与身心舒压完美融合。

6. 发展现状

(1)小镇东侧区域规划建设为富春山居医疗养生基地，这里将建成一个敬老院、一个体检中心、一个疗养中心，方便老人安享晚年，并在一步之遥就有配套设施完善的医疗保健机构。

(2)小镇中间区域未来会成为智慧健康产业孵化园，通过提高、扶持、孵化、扩展和集聚，发展引进一批信息经济、智慧经济、健康产业、文化创意、电子商务、体育休闲、总部经济等新兴经济业态，将智慧健康产业、孵化园培育成桐庐经济新增长点。

(3)小镇西侧区域规划建设为健康细胞园，这里将会是一个“细胞银行”。所谓“细胞银行”，就是指将人体目前健康状况良好、活跃的人体干细胞、脐带血等进行低温保存，等到将来有需要时，再提取出来。

7. 发展规划

2017 年，实现固定资产累计投入达 70 亿元，累计产出 50 亿元，累计税收 6.8亿元，旅游人数达到 180 万人次。

在这片区域内，未来还会有几大特色功能区出现，重点打造的项目主要有三个：

(1)瑞金 · 富春山居医疗养生基地，总投资 10 亿元，规划用地 300 亩。将建设为集高端医疗和第三方检测中心、体检中心、护理中心、中草药种植等为一体的养生综合体。

(2)万向养生养老旅游综合体，投资主体为万向集团。规划用地约 500 亩，总投资约 15 亿元。规划将建设成集乐养中心、五里画廊、乐活两园、心宿五村等为一体的养生养老旅游综合体。

(3)巨星控股集团“庐境”项目，总投资 3 亿元，总规划用地 27 000 平方米，计划利用两自然山谷间的缓坡平地建设一个以自然生态、幽静私密为特色的高档个性化景观度假养生酒店。

第8章 医疗旅游

医疗旅游(Medical Tourism)是近二三十年健康旅游在医疗领域的重要分支,近年来在全世界范围内悄然兴起,且发展势头惊人。随着社会经济的发展和人们生活水平的提高,医疗旅游作为一种新的健康旅游形式,顺应了人们对健康和美丽无限追求的潮流,并将成为旅游业继观光、休闲度假、体验旅游后开拓的一个新领域。

8.1 医疗旅游概述

8.1.1 概念和内涵

由于医疗旅游的新兴性,国际上不同组织与学者对此的定义也不尽相同,在不同的发展时期,医疗旅游的概念和定义也在不断发展变化。由于医疗旅游在国际上尚未形成权威的、统一的概念模式,因此在阐释医疗旅游的内涵时,不同组织机构和学者形成了多角度、多层次的概念体系。其代表性观点有以下几种:

(1)世界旅游组织将医疗旅游定义为以医疗护理、疾病与健康、康复与休养为主题的旅游服务。

(2)美国医疗旅游协会认为医疗旅游是人们从常住国到另外一个国家去接受医药的、牙科的、外科手术的治疗,与此同时他们获得等同或更好的服务,人们进行医疗旅游的动机主要有经济因素、便利性或者更高水平的保健服务,治疗是影响医疗旅游者做出出行决策的主要因素。

(3)Connell 认为任何可以使自己或家人更健康的旅游形式均可称为健康旅游,而医疗旅游指发达国家的人们前往国外接受有关医药、牙科、外科等医疗服务项目的同时进行休闲度假的一个新的旅游形式。

（4）Carrera 和 Bridge 认为医疗旅游是个人为了保持身体健康和精神愉悦离开当地的居住环境而进行的有组织的出国旅行。

（5）Edelheit 认为病人通常选择到容易获得经济实惠且服务质量高的国家进行医疗旅行。

（6）Heung 认为医疗旅游是靠医疗旅游目的地提供的产品与医疗旅游者需求相互作用形成的旅游形式。

（7）Johnston 认为医疗旅游是为了手术治疗而离开常驻国到国外，从而形成跨越国界的医护安排。

（8）Methawee 认为医疗旅游是健康旅游的一个子领域，健康旅游所涵盖的范围更广泛，医疗旅游是健康旅游的一种特殊形式，其特殊之处在于医疗旅游是人们为了寻求特定的治疗方法而主动就医。

（9）Jagyasi 认为医疗旅游是指人们进行长距离的旅行或者到国外去，在直接或间接的参与休闲、商务或者其他目的的一系列活动时获得有益的医疗服务。

（10）Kcukusta 和 Song 认为医疗旅游是一种到其他国家获得医疗服务，其中医疗服务包括休闲、娱乐、放松性活动以及健康和保健服务。

（11）孟卓、杨宇霆认为旅医疗旅游是人们因定居地的医疗服务太昂贵或不太完善，到国外寻求较相宜的治疗、保健服务，并与休闲旅游相结合发展而成的一种新的产业。

（12）高静认为医疗旅游是以侵入性手术治疗、医疗诊断或生活方式医学为首要目的而进行的旅行活动，在这种活动中旅游多处于附属目的。

上述观点阐释的角度有所不同，各有侧重，有的甚至与健康旅游、保健旅游、养生旅游等概念有些重合，没有严格区分。有的是从医疗旅游兴起的原因出发，即医疗旅游者是由于定居地的医疗服务不够完善或太昂贵，而到别国寻求品质较好或价格较低廉的医疗保健服务；有的是从医疗旅游游客的角度出发，强调游客通过旅游的方式到医疗服务质量好或具某方面医疗特色的国家或地区进行疾病的治疗、康复、疗养或美容整形等；有的是从医疗旅游服务者的角度出发，强调医疗旅游服务机构是私人医疗中心，给游客提供医疗与旅游相融合的服务，不过现阶段一些公立医院也在开展医疗旅游的服务。

就本书观点而言，笔者认为只要是对人的身体、心理、社会适应和道德四个健康维度中的任一个或几个维度有所促进或改善的旅游形式都可以称为健康旅游，即医疗旅游、保健旅游、养生旅游、康体旅游等均属于健康旅游。医疗旅游概念的提出主要是为了强调其服务内容的医疗属性,这是医疗旅游与其他健康旅游形式的根本区别,它通常依托于一定的医疗机构、医疗设施与医务人员,与医学紧密联系,需要医疗旅游的组织与管理,有可信度高的医学技术及相关法律法规支持。医疗旅游将传统旅游的观光、休闲、度假与疾病的疗养、保健等特色医疗服务有机结合起来,形成融旅游与医疗的综合型旅游产品。

医疗旅游从服务的内容和目的看,可以分为三个层面:

(1)以治疗疾病为目的的医疗旅游,如某种外科手术、中医针灸治疗。

(2)满足或提升自身健康需要的某种特殊医疗护理和治疗,如医疗美容与整形、生育治疗。

(3)以康复(体)、休闲、疗养为目的的保健性旅游,如按摩、水疗、泥疗等,该层面属于广义的医疗旅游,严格来说偏向于养生保健类的健康旅游。在整个医疗旅游行程中,治病、健身、提升自身生活品质是主要目的,旅游只是作为一个附加元素,被人为、自然地融合在医疗旅游的全过程,缓解因疾病或治疗带来的不良情绪,同时带给人心理的快乐和健康。

8.1.2　医疗旅游的特征

根据上文对医疗旅游的概念和内涵的详细剖析,可以总结出医疗旅游的四个基本特征,具体详见表8-1。

表8-1　医疗旅游的基本特征

特征	描述
健康主题	以“医+旅、疗+旅”,“医疗与旅游”为双重动机,满足人们对治病、疗养、康复、养生与娱乐休闲的双重标准。其中,首要目的是调整身心,其次是享受旅游的轻松和休闲,且后者对于前者有一定的促进作用
专业性强	与医学紧密联系,通常要依托于一定的医疗机构、医疗设施与医务人员,需要医疗旅游的组织与管理,有可信度高的医学技术及相关法律法规支持,其专业性的认可程度直接影响医疗旅游目的地旅游业的可持续发展。与传统医院、诊所等医疗机构的医疗服务相比,区别在于医疗旅游在提供医疗服务的同时,还要考虑更多人性化的元素,为病人提供优越的外在环境,并帮助病人营造愉悦的心境和促进身体的康复,满足人们对医疗与旅游的双重要求。将疾病治疗、休息疗养、美容整形、健康体检等医疗护理活动与度假、休闲、娱乐等旅游活动有机融合起来,让游客在旅游中治病,在身心愉悦中康复

表 8-1(续)

特征	描述
综合性高	针对现代医学存在的药物、手术等治疗措施的毒副作用,自然医学近年来复兴之势明显,自然医学是利用自然环境及自然界本身存在的物质医治疾病,或激发人本身的能力使身体恢复健康的医学。许多由自然资源构成的旅游资源本身就具有疾病治疗、康疗养生的功能,这些有益于旅游者身心健康的旅游资源都可以成为医疗旅游的载体,医疗旅游的发展也离不开这些旅游资源的支撑
行程较长	由于医疗旅游项目行程包括治病、休疗养及观光游览等活动,因此旅游者在旅游地比传统的观光旅游停留时间长久许多
客流反向流动	医疗旅游发展前期,客流主要是从发展中国家向发达国家流动,客户主要追求先进的医疗技术和设备,因此欧美国家是高端医疗旅游目的地,客源主要是欠发达国家的高收入人群。而现阶段的医疗旅游与前期相反,客流从发达国家向发展中国家流动成为主要趋势,亚洲国家已成为全球最富潜力的医疗旅游服务市场,这些国家以第三世界的价格享受一流服务的优势,吸引着寻求特殊医疗手术,但不想支付高昂费用的人群

8.1.3　医疗旅游产生的原因

据有关部门统计,2013 年度全球医疗健康旅游产业规模约为 4 386 亿美元,约占全球旅游产业经济总体规模的 14%。从医疗旅游客群统计看,全球"医疗游客"人数从 2006 年的 2 000 万增长至 2012 年的 4 000 万。医疗旅游的客源地主要为一些经济发达的国家;目的地主要是发展中国家流动,目前泰国、印度、新加坡、马来西亚、菲律宾是排名前五位的世界医疗旅游目的地。由此可见,医疗旅游近十多年来,呈现出了快速发展态势,并且有客流反向流动的特点,即国际观光旅游客流主要从发展中国家到发达国家流动,而国际医疗旅游客流主要从发达国家向发展中国家流动,并且这种现象正日益明星。究其原因,主要是游客受到本国费用高昂、资源缺乏、政策法规限制的影响或者是追求特色化医疗服务,转至目的地体验高性价比或者有特色的医疗服务。归纳起来,可以分为客源地和目的地两个方面的因素。在客源地方面,游客在本国或者本地区满足不了自身的需求,包括对于重大灾难性疾病的诊治、身心健康的修复以及医疗美容、抗衰、生育等选择性医疗,或者居住地价格昂贵难以负担、有政策法规的限制等，这些成为医疗旅游产生与发展的重要推力。在目的地方面，旅游目的地具有较高的医疗品质、价位相对低廉、匿名和隐私保护力度强、文化吸引力强或具有居住地难以获得的一些特殊服务、药品或手术方法，以及目的地的地缘相近、与外出度假相结合等因素，这些成为医疗旅游产生与发展的重要拉力。医疗旅游产生的原因见表8-2，各国外科手术医疗成本比较见表8-3。

表8-2　医疗旅游产生的原因

原因	解析	典型代表
治疗时效性	由于医疗社会化程度高、全民医保等政府普惠政策，患者需要很长一段时间才能得到治疗	英国、美国等发达国家为代表
医疗费用	在劳动力价格、管理费用、医疗事故保险等因素作用下，本国医疗医疗费用昂贵，飞往海外接受治疗仍较便宜	英国、美国等发达国家；跨国公司将员工的医疗服务外包到他国。各国外科手术医疗成本比较详见表8-3
医疗资源与服务质量	因本国医疗水平、器械等不能满足需求，到国外寻求更高水平的医疗服务	缅甸、柬埔寨等发展中国家
政策法规	由于宗教、法规等原因，患者不能在本国接受某些医疗服务，所以需要寻求到他国接受治疗	中东国家、中国等，堕胎、安乐死、干细胞移植等医疗服务
医疗环境及配套服务	因医疗环境、修养环境不能满足需求，到他国寻求更好的治疗、旅游环境	中东、中国、缅甸、越南等发展中国家
特殊需求满足	因特色医疗服务的唯一性、品牌性等原因使患者到该地进行相应的医疗活动	瑞士羊胎素注射、韩国整形美容、中国中医治疗

表8-3　各国外科手术医疗成本比较　　单位：元

国家/美元	心脏搭桥	髋关节置换术	全膝关节置换术	子宫切除
美国	130 000	43 000	40 000	20 000
韩国	34 150	11 400	24 100	12 700
哥斯达黎加	24 000	12 000	11 000	4 000
新加坡	16 500	9 200	11 100	6 000
澳大利亚	23 070	16 470	13 902	4 922
泰国	11 000	12 000	10 000	4 500
印度	9 300	7 100	8 500	6 000

8.2　医疗旅游健康效益

医疗旅游的健康效益,根据其医疗服务的内容和目的不同而表现各异。以健康体检为核心的医疗旅游,主要表现为对疾病的二级预防作用,起到早发现、早诊断与早治疗的目的;并通过危险因素的筛查,对高危人群进行健康教育和健康促进,从而起到一级预防作用。以疾病治疗为核心的医疗旅游,主要表现为对各种急、慢性疾病,尤其是疑难病症、对医疗技术水平要求较高的疾病的诊断与治疗作用,提高疾病诊断的准确性和疾病治疗、康复效果。以特殊目的为核心的医疗旅游,主要表现为自身形象的提升和自我满足感的获得,如牙齿矫正、整形美容、变性手术等。以中国、印度、阿拉伯医学等传统医学为核心的医疗旅游,主要表现为对健康的基础保健作用和慢性病、轻微病症以及某些不治之症的诊疗康复作用。而以康体、疗养为主的旅游产品,其健康效益则更广泛些,依托于具有疾病治疗、康疗养生功能的自然旅游资源,起到疗养康体、治疗疾病、愉悦身心等多重作用,这与传统的健康旅游(养生保健旅游)有所重合的部分。

除了对医疗游客的健康效益,医疗旅游还具有节约本地医疗资源和间接提高本地医疗水平提升及服务质量改善,增加旅游目的地的经济效益、促进医疗、旅游及其他相关产业共同发展和增加就业机会等多重作用。此外,发展医疗旅游也有利于加强国际交流、提升国际形象、促进医疗事业共同发展等一系列作用。

8.3　医疗旅游产品

鉴于医疗旅游的概念和内涵的多样化,现阶段医疗旅游产品也呈现出丰富性、多层次性的特点。但目前学术界对医疗旅游的分类远没有统一,这与医疗旅游(medical tourism)和健康旅游(health tourism)两者涵盖范畴之争有很大关系。其中,Hunter · Jones 认为健康旅游这一概念过于狭窄,只关注温泉浴、健康、卫生保健等主题,而 Henderson 则将健康旅游分为三类,即温泉浴及选择性治疗(如按摩、瑜伽、美体等)、美容手术、医疗旅游(如健康体检、心脏手术、癌症治疗等)。Milica 和 Karla 则直接把医疗旅游分成了3类:侵入性手术治疗、医疗诊断和生活方式医学(即在疾病的诊治过程中,对患者的生活方式进行干预),此分类方式较贴近当前医疗旅游业界实际。国际代表性医疗旅游企业或机构反应的医疗旅游类型见表8-4。

表8-4 国际代表性医疗旅游企业或机构反应的医疗旅游类型

机构	国家	医疗旅游活动内容
Planet Hospital	美国	减肥、牙齿治疗、生育、干细胞治疗等
Bridge Health	美国	成瘾行为恢复、减肥、眼部疾病、器官移植等
India - America Global Solutions	美国	关节置换、脊髓手术、心脏护理、肿瘤治疗、整容整形等
Medinet India	印度	各种手术治疗、传统草药疗法、瑜伽等
Singapore Medicine	新加坡	体检、美容整形及其他各种手术治疗
Thailand Mediacal Tourism	泰国	美容整形、康复性治疗、髋关节置换

由于不同组织机构和学者对医疗旅游的概念和分类有所差异,目前尚无统一标准,因此医疗旅游产品类型也不明确,本文不做详述,而是列举若干国内医疗旅游服务机构的典型项目供大家阅读了解。

8.3.1 日本健康体检项目

日本是世界公认的长寿国家,男女的平均寿命居世界首位,这与他们完善的医疗体系和世界上最为发达的健康精密检查有着很大的关系。日本的医疗技术早在100多年前就领先于亚洲,目前日本的"癌症、心脑血管疾病、糖尿病"三大成人病生存率居世界第一。日本也是世界上体检项目最为先进的国家,拥有最先进的综合配套检查设备,其精密体检对重大疾病的早期定向筛查与多重基因检测措施可以帮助患者及早发现问题,争取治疗的最佳黄金时间;给予体检报告,并定制检后综合健康管理方案,帮助客户管理与改善的健康问题。

日本对癌症三十年的潜心钻研,造就了日本世界级领先的癌症筛查体系,该体系拥有治愈率高、副作用小、复发率小三大特点,最小可以发现5毫米以下的癌症,处于I期的癌症可通过切除手术治疗,如果注意生活方式改善,可在很大程度上降低复发的可能。目前,日本已成为世界癌症筛查首选国度和聚焦地,专业性的日本癌症体检机构早已闻名全球。早诊断早预防,是从根本上消除癌症隐患的唯一法宝,如果能每隔2~3年进行一次世界水平的精密防癌检查,可让客户远离癌症的威胁。

医疗旅游相关服务机构通过整合日本最优质的医疗资源,根据客户的年龄、性别、既往病史、生活行为方式等具体情况,为其提供个性化的体检套餐项目。在完成一个全天的健康体检后,客户可以自主选择服务机构提供的旅游线路进行欢畅游玩。

8.3.2 以色列试管婴儿项目

以上帝的名义酷爱生命的以色列,平均一个家庭有 4 个孩子,它是世界上进行体外受精术成功率最高的国家之一,也是世界上试管婴儿出生率最高的国家,而其费用仅为美国的一半。因此,以色列试管婴儿项目逐渐成为全世界范围内具有生育需求的家庭圆梦的最佳选择之一。目前中国境内许多从事医疗旅游的相关机构开发了以色列试管婴儿项目,以色列以其民族的智慧和执着以及流利的中文,帮助很多中国家庭实现了生儿育女的美好愿望。

以色列试管婴儿项目流程包括:

(1)前期咨询

了解项目内容和流程,确定自己是否适合这个项目,以及需要做哪些准备。

(2)国内检查

国内检查旨在让以色列专家了解患者的基本情况,用以判断是否可以前往以色列接受服务。女方需要近 1 年以内的体检资料,包括月经期第 3 ~ 5 天激素、生化检测、宫颈图片、乳腺 X 线摄片、外科乳腺检测、全血细胞计数、部分凝血活酶时间(PTT)、凝血酶原时间(PT)、巨细胞病 IgG + IgM 抗体、尿液分析、经阴道超声、ABO 型 + RH 血型、心电图。男方出国前需近两个月的精液全套检查、生化检测、ABO 型 + RH 血型和心电图检查。

(3)医生解读

国内工作人员将患者的检查结果翻译并传送给以色列医院,医生根据客户情况定制初步治疗方案,并指导客户在国内进行身体调理。

(4)行程确定

客户正式预约,确定赴以色列就诊时间,进一步进行行程安排及办理签证等出国事宜,签证可自行办理,也可以由旅行社办理,如顾客出现特殊情况无法取得签证,可让以色试管婴儿医院发送相关“医疗邀请函”。

(5)周期调整

确定行程后,以色列医生根据患者情况出具药物周期调理方案,以确保患者到以色列后可以顺利进行后续项目。

(6)出国赴以色列会诊

按约定时间赴以色列,到达后,前2~3天安排会诊,医生与夫妇会面、检查身体后确定治疗方案以及制订计划,包括选择的药物及操作。

(7)促排卵治疗

由于不是每个卵子都能受精,不是每个受精卵都能发育成有活力的胚胎,因此需要从女性体内获得多个卵子,以保证有可以移植的胚胎,因此要对女性进行促排卵治疗,即按医生指定的药物治疗方案服用药物,包括产前维生素和雌激素,帮助卵子发育2~3周,并实时动态监测实验室检查、超声检查,跟踪卵子的生长发育,待卵泡成熟后,对客户给予药物注射,以促进卵子最后成熟。在此期间,除了规定的医疗活动外,客户可以在以色列自由旅行或根据机构安排VIP每日旅行,实现治疗与旅游两不误。

(8)取卵及体外受精

一旦卵泡长到合适大小且适合提取,女性客户将接受另一种药物注射,36小时内,医生在B超引导下用特殊取卵针经阴道穿刺成熟的卵泡,吸出卵子,此过程通常在麻醉下进行。同时准备好精液,在试管中进行体外受精过程。

(9)胚胎移植

受精数日后,用一个很细的胚胎移植管,通过子宫颈将最好的胚胎移入女性母体子宫,根据年龄、胚胎质量和既往IVF结果,决定移植胚胎的个数,通常移植2~3个。近年来,为了降低多胎妊娠率,医院选择单胚胎移植,或最多移植2个。

(10)休息和回国

胚胎移植后,需要休息和放松,客户可以选择继续旅行或在豪华酒店里放松。胚胎移植2天内可以回国,12天后可在国内做妊娠测试,确定是否妊娠,服务方会动态监测怀孕第一个月期间的妊娠情况。

8.3.3 瑞士抗衰老项目

自1912年瑞士诺贝尔奖得主卡尔教授发现一种能使细胞恢复活力的神奇物质后,瑞士在抗衰老、再生美容领域一直牢牢站在世界前沿。干细胞再生疗法是21世纪生命科学领域跨时代的革新，干细胞因具有强大的自我复制更新能力和多向分化潜能，一经问世就受到医学各界的大力拥护，并广泛应用于面容年轻化、整体抗衰老，以及储存干细胞用于治疗未来疾病。

脂肪干细胞是从脂肪组织分离得到的干细胞，具有多向分化潜能，可以分化成很多不同的功能细胞，如神经细胞、心肌细胞、肌肉细胞、软骨细胞等，脂肪干细胞是组织工程和再生医学使用最广泛的干细胞之一，2011年被时代周刊评为最棒的50大发明。自体脂肪干细胞皮下注射可以直接更新衰老细胞，与周围原生组织融为一体，重建局部微循环，促进皮肤组织连续再生，继而达到持久改善肤质和面部轮廓的效果，并增强身体机能，改善由于各种因素带来的不良影响，以及亚健康导致的疲劳现象，组织身体器官组织发生器质性改变，延缓衰老。

8.3.4 赴美就医项目

美国是公认的世界上医疗技术最为发达的国家，每年一半以上的最新药物和最新医疗技术均由美国发明，很难找到第二个国家像美国这样具备如此强大的医疗优势和医疗资源。因此，这也让其成为除了美国公民以外，其他国家居民选择到美国就医的重大吸引力。

美国权威的医院有如下优点：

(1)高度发达的医疗产业带动医疗技术创新，拥有世界前沿的医学研究成果、领先的医药研发技术和医疗技术、设备。例如：美国是全球药物研发的领头羊，每年都有近20种抗癌新药问世。由于中国政策和审批的种种原因，在中国的上市时间会比美国慢3～10年。

(2)严格的教育体系培养出医术精湛的专科医生，催生高水准医疗水平。据《美国新闻与世界报道》统计，2014年，117个参加排名的美国医学院平均录取率为7.1%，而竞争最激烈的十个医学院的录取率仅有2.7%，超过九成的医学院申请者无法被录取。

(3)丰富的医疗资源保证了医疗服务的质量——精确诊疗、极其规范严格的治疗过程和操作流程、人性化的服务。

(4)对以患者为中心的多学科合作，先进的医学理念发挥着极其重要的指导作用。以乳腺癌为例，在国内治疗，患者可能只接触一个科的医生和护士。而在美国，多学科合作可包含肿瘤科、乳腺外科、放疗科、整形外科、放射科医生以及精神科心理专家、护士、疼痛管理专家、营养学家、机能生理学家、哺乳咨询师和运动塑形师等各个部门的全方位支持,共同组成多学科合作团队,贯穿治疗全程。

美国医院在癌症治疗、神经疾病治疗、儿科疾病治疗方面都有很强的优势,美国也拥有MD安德森癌症中心、梅奥医院、哈佛大学医学院附属麻省总医院、哈佛大学医学院附属波士顿儿童医院、哈佛大学医学院附属丹娜法伯肿瘤医院、约翰霍普金斯医院、克利夫兰医院等世界顶级医院。患者可以亲自到美国,由这些国际权威医院的医学专家,利用美国先进的诊疗设备、新的药物、创新的治疗手段等对患者的疾病进一步诊断治疗。但不同医院之间优势科室有差异,不同医院的擅长领域也有差异,医疗旅游服务机构将为客户选择出所患疾病由哪个医院、哪个专家治疗最合适,且在最短时间内预约好专家接受治疗。

案例分享:成都国家医学城

伴随社会经济程度的提升,人们对健康越来越重视,健康产业高速发展,并孕育了新型的医疗产业群。成都作为未来中西部发展的重要支撑点,医疗卫生服务功能辐射大部分西部地区。因此,《成都卫生事业十一五发展规划》中指出,在成都市建立医疗集中发展区——成都国际医学城。成都国际医学城是一个生命健康产业集群,以医疗健康服务业为主题,亦是生态健康型的康复疗养基地,由美国HZS规划设计公司设计,以田园都市理念规划,达到城乡融合、社会、经济和生态的可持续发展目标。

1. 区位研究

成都国际医学城处于温江区永宁镇,中有清水河,与高新西区、青羊区相邻,交通便捷,处于“198”生态绿化带中,生态环境优越,总规划占地31.5平方公里,主要分为医疗服务区、康复养生区、商务配套园区三个区。

2. 场地分析

项目内有清水河穿过,利于水景营造,位于成都平原内,地势北高南低,中间部分为平地,适宜与设计。植物种类丰富,有桂花、女贞、刺槐、杜英等,利于营造丰富植物群落空间。

气候资料:场地为亚热带湿润季风气候,具有春早、夏空气潮湿闷热、秋凉、冬暖的气候特点。年平均气温15.8摄氏度,降雨量1 000毫米左右,降雨集中在七、八两个月。

生物资料:成都市地处亚热带湿润地区,地形地貌复杂,自然生态环境多样,生物资源十分丰富。据初步统计,仅动、植物资源就有 11 纲、200 科、764 属、3 000 余种。

3. 设计研究

(1)使用人群研究

项目位于康复养生园区,因此主要使用者是病人、亚健康人群、少数陪同的家属及少量附近居民。

环境心理学指出,人与环境相互作用影响。因此,人的行为会受到环境影响。扬盖尔在《交往与空间》这本书中认为人的活动方式有三种,即必要性活动、自发性活动和社会性活动。必要性活动是指必须参加的活动,如日常生活事务。自发性活动是由环境影响人,让人自然在空间流连等自发性活动。社会性活动则是和他人交往,获得社会地位。

因此,将康复保健等活动发展为人的自发性活动很有必要。同时,开放空间中自发性的活动能间接地促进社会性活动,达到交流的目的,并获得社会认同。

(2)景观需求

根据对使用者心理需求和行为分析,要达到健康的效用,对景观的需求分为以下三个方面:

①舒适安全的需求

舒适的环境能让人放松心情,安全私密的环境能带给病人安定感,消除焦虑等心态。

②利于健康的需求

利于健康是重要的需求。利用景观保健因子辅助治疗,适宜的活动设施,均可促进身体的恢复。

③尊重需求

私密空间能尊重人的隐私,开敞的空间能让人停留,产生交流这类社会性活动,因而可以让病人感觉到被需要,通过交流获得自我价值。

(3)设计目标及原则

为病人等提供有利于康复、治疗的安全舒适、健康的环境,满足不同使用需求,并达到最佳的康复保健效果。根据以下基本原则设计:

①整体性原则

项目规划时,应遵从整体的规划,整体统筹,如水体规划、综合的环境问题考虑等。

②舒适安全原则

舒适和安全的环境是保健型景观重要条件,这样的环境能使人放松。并应注重通用设计,使设计适用于所有人。

③康复保健效用原则

根据使用者的特殊性,让病人在安全舒适的环境中促进身体康复是重要的原则。

④参与体验性原则

人融于环境,才能更了解环境,设计适宜的保健活动能增加人的参与性,进而取得更好的康复保健效果。

⑤时空性原则

时空包括一天的变化、季节的变化和气象的变化。各个季节的植物的色彩也会呈现不同的状态,形成独特的氛围。气象的变化影响景观,风、雨等会带给景观不同的意境。

⑥艺术性原则

艺术是通过一定的媒介(如视觉)来交流表达思想、情感、知识和意志等,从而引起人精神上的思考、情感上的共鸣等作用。景观的艺术性,强调通过对艺术的体验,正确引导精神、情感,对人的生理及心理起到积极的作用。

⑦地域文化性原则

不同文化元素能带给人不同的情感反应,适当融入文化元素,能引起人们的共鸣。

4. 成都国际医学城总体规划设计

国际医学城以田园都市的思想为指导,建设城乡交融、社会、经济和生态可持续发展为目标的生态健康型医疗基地,因此总体规划设计以田园都市为依据,营造生态健康可持续发展的健康环境。

项目位于中国中药文化的体验公园内,因此设计上以中国传统的医学思想为基础,再融合成都当地特有中医药文化进行整体规划设计,因地制宜,统筹有益资源,成为满足各类需求的康复保健景观环境。

(1)功能区域景观规划设计

①功能区域划分

根据总体规划要求,功能区域划分依据中国传统医学中的五行思想理论为指导。

结合中医理论观点,以事物基本属性的五行进行分区,利用景观的保健因子,营造对身体不同部位有益的环境,以满足不同人群的保健需求。

②功能区域规划设计

a. 金——芳香疗法

服务对象:呼吸系统、血压等病人为主。

功能分析:芳香植物具有一定的保健功效,选择对呼吸系统有益的植物,营造对呼吸系统有益的保健环境。

具体设计:

在适宜的地方设置休息区,以天然的石材、木材坐凳及廊架为主,形成舒适、芳香空间,同时配以水保健因子,能增加空气中的负离子,净化空气。

b. 木——园艺疗法

服务对象:以风湿、中风等筋骨有缺陷的人为主。

功能分析:以园艺疗法为主的观赏活动空间,引导人在园艺活动中锻炼筋骨。

具体设计:

根据木在中医理论五行中的性质,选择对其有益的植物保健因子,形成茂密的树林和景观林带。在密林之中,设置多个下沉式圆形的园艺空间,安静而独立。四周以抬高的花坛围合,种植成都当地中草药,如芍药、决明子、芦荟、车前草等,根据中草药的不同效用,划分不同的空间,每个区域均有对中草药知识的说明。

c. 水——冥想之神

服务对象:以血压不稳、精神烦躁及泌尿系统有疾病的人为主。

功能分析:冥想思考的安静空间,可以舒缓情绪,稳定血压。

具体设计:

整体以水保健因子为主。主景为瀑布跌水景观,能增加负离子。视野开阔的大面积开敞水平台,能够舒缓压力,让人放松。水生植物主要选择荷花,再点缀人工保健因子,如让人沉思的景观雕塑,使人平静,达到冥想安神等目的。

d. 火——活动复健

服务对象:适宜所有人,尤其是身体有缺陷的人。

功能分析:营造健康的感官保健环境,让人在愉悦的环境中锻炼,辅助复健活动,对整个循环系统有益。

具体设计:

开敞的活动广场可满足人的活动需求,同时利用水保健因子,形成雕塑喷泉景观,影响人视觉、听觉和触觉感官。结合私密和开敞的休息空间,满足各类需求,并引导人的交往模式,促进人们之间的交流,达到实现自我价值的需求。

e. 土——感官复健

服务对象:所有人,尤其是精神上消极,及患消化系统类的病人。

功能分析:营造舒适的积极体验空间,让人感悟自然,从自然中获得力量,思考人生,获得向上动力。

具体设计:

主要以自然保健因子为主,如天然的石材,木材等。整个空间以触觉长廊为主线,长廊设置多样不同触觉的自然保健因子,如具有极强触感的石材,通过各种形式的拼贴,给人不同的体验,让人感受到自然的丰富以及本真。植物也选择具有极强触感的,植物的触感能给人积极向上的生命力。在长廊的尽头,点缀积极向上的景观雕塑,形成积极向上的氛围。

③其他要素设计

a. 道路

道路以步行使用为主。关注无障碍设施设计,路面平整,让身体不便者也能很好地观赏美景。不同的园路形式带给人不同的感受,影响人的行为,如窄的地方使人行走急促,而宽的地方使人行走悠闲。

b. 构筑物设计

设计上都要满足环保、生态、保健的功能。在材料的选择上要具有生态性、环保性、经济美观性和健康性。应因地制宜,实现对材料的可持续利用。

c. 公共设施设计

休息设施设置于自然优美的景观附近,其色彩、造型、质感等要融合环境,材料的选择要持久耐用、舒适宜人,以亲和自然的材料为主。同时要根据人机工程学设计出尺度合宜和使人舒适的设施。

其他公共设施,如垃圾桶、灯等应合理设置。垃圾桶采取分类形式,方便回收利用,根据使用需求合理配置。灯具等根据需求使用不同的类型,如草坪灯、景观灯等。

标识系统:在满足其他基本功能的情况下,首先应注意安全性。在水岸应用显眼的标识提醒使用者,避免安全事故。其次,标识系统要具有教育性,最后要具有艺术性,在设计时,色彩、造型等要符合主题,同时带给人愉悦的视觉效果。

d. 景观照明设计

夜晚的景色在灯光的衬托下丰富多彩。灯光颜色的变化、明暗的对比、光线的延伸,创造出纵深感,形成动感的画面。

第9章　养老旅游

随着全球人口结构的变化,人口老龄化已经成为许多国家面临的一个重大问题,也是急需要解决的一个重要问题,按照国际现有的标准来看,中国已经进入了老龄化的行列,人口老龄化给国家的发展带来了一系列的社会问题。根据国家统计局发表的《2014 年国民经济和社会发展统计公报》,2014 年年末,全国 60 周岁及以上人口已达到 2.12 亿,占总人口的 15.5%,远超国际上规定的老龄化社会的最低标准(老龄化水平高于 10%)。未来的 20 年里,平均每年约增加 1 000 万老年人,到 2033 年将突破 4 亿。老龄化人群的迅速增加,带动了老年产业的快速发展,银发旅游市场需求量不断扩大,质量要求不断提升,养老旅游在市场发展中应运而生。

9.1　养老旅游概述

随着经济的发展和老龄化程度的加剧,老年旅游市场已成为 21 世纪的社会热点之一,其中养老旅游成为老年人旅游的新亮点。"养老"和"旅游"是两个完全独立的活动,养老旅游是建立在"旅游"的基础上,"养老"是目标,这一过程是在以旅游形式为支持的前提下产生,两种情况同时发生,整合在一起不能互相分离,是融养老与旅游为一体的旅游方式。

9.1.1　养老旅游的定义与相关概念

1. 养老旅游的定义

作为一个特殊的旅游类型,其发展时间较短,理论研究仍较肤浅,国内的养老旅游研究始于 20 世纪 80 年代中期,概念还未统一,学者们都对其有着不同的看法。

梁陶认为养老旅游是指老年旅游者在连续时间不超过一年,且不以获取经济利益为目的的异地养老过程中所发生的一切现象和关系的总和。

周刚认为养老旅游是老年旅游者以异地养老形式而发生的不以工作、定居和长期移民为目的的旅行、暂居和游览活动的总称，它融度假、观光、疗养、保健等多种旅游形式于一体。

李松柏认为养老旅游是老年人为了寻求更舒适的养老环境离开他们的常住地，到其他地方休闲、度假、养生，连续时间超过一年的活动。

芮娟认为养老旅游是出于健康、享乐、怀旧、圆梦、审美和人际关系等动机而离开常住地，连续时间不超过一年的在其他地方进行包括观光、度假、疗养和其他活动在内的一系列休闲旅游活动的总称。

虽然养老旅游的概念仍没有统一，但是可从两个角度对养老旅游的概念分类。

(1)旅游学角度：以老年人在旅游过程中涉及的旅游活动、形式、生活方式等角度来阐述养老旅游。

(2)老年人需求角度：从老年人的偏好、动机等角度描述养老旅游。并且从以上的几个定义可以明确养老旅游的主体是老年旅游者，而不包括中青年或其他群体；养老旅游的客体是老年旅游者以个体或群体的形式离开常住地一段时间(几天或几个月)，在异地主要以居住、度假等较为轻松、健康的方式进行生活，同时以暂时居住地为据点，进行少量的旅游活动。

2. 养老旅游与老年旅游

老年旅游是指超过60岁的人口离开常住地的休闲旅游活动。其特点是在一个地方居住时间较短，旅游活动行程安排紧凑，活动空间跨度较大，主要以游览观光、休闲为活动目的。老年旅游属于传统旅游形式的一种。

从范围上讲，养老旅游属于老年旅游的一部分；从本质上讲，养老旅游属于老年度假旅游。相对于传统的老年旅游，养老旅游具有鲜明的特点——在异地的同一地方居住时间较长，游览观光的活动相对较少，旅游行程安排松散，活动空间跨度较小，主要以异地短期居住、生活为主，其目的是异地养老或休闲、度假和养生。

3. 养老旅游与旅游养老

养老旅游与旅游养老的不同之处，已经有相关学者做出了相应的描述——旅游养老最重视的是养老的活动，是将旅游这一活动融入老年人养老活动当中;然而,养老旅游最为重视的旅游活动,泛指在老年人养老过程中,在老人晚年所经历的所有类似的旅游项目。然而这却将养老旅游和老年旅游这两个定义相互混淆。两者之间有着极为相似的地方却又有着自己的侧重点。养老旅游的侧重点在于通过充实老年人的晚年生活来提高晚年的生活质量,其根本就是研究老年人的显性需求以及隐性需求,和怎样开展或者是改善旅游内容来达到相应要求。旅游养老的重点就在于以开展旅游的方法充实晚年生活,将其与晚年相互融合。非常明显,旅游养老相比于养老旅游的涉入面更为广阔,将养老比作常态,那么相对而言旅游就是非常态,随之怎样将这两者之间完美地融合在一起,就是现在的学者最应该明确的问题。

4. 养老旅游与度假旅游

养老旅游是老年旅游者异地的养老方式,是不同于工作、定居以及长期移民的一种方式,其主要是以旅行、暂时居住以及游览为目的,将度假、游览、休闲、修养等多个主体融合成为一个主体的旅游类型。而度假旅游的基础含义,国内外早已经有很多学者进行过研讨,但是在现今这个时代,依旧没有最具权威以及被大家所认可的含义。度假旅游是一个含义非常广泛的词汇,其主要的目的就是让旅游者得到放松以及疗养。以此为主要依据,有一部分学者认为养老旅游是度假旅游中的一类,在养老旅游中多数也是将度假旅游作为主体。度假旅游适合老年旅游群体的需求,但并不是唯一适合养老的方式。那些自身有一定特殊爱好、需求的老年旅游群体,就需要一些特殊旅游项目。

9.1.2 养老旅游的特征

1. 市场特征

(1)需求旺盛,发展迅速

近年来,国内经济高速发展,人们有了较好的旅游消费能力。随着人口结构老龄化与亚健康现象的日渐普遍,以及全球健康理念的革命性影响,人们对健康的需求成为市场主流趋势和时代热点。国内老年人的旅游热情增长迅速,国家旅游局的一项调查显示,老年人旅游的份额占30%左右,老年人已成为旅游主力军。从养生需求和经济能力来看,养生旅游市场广阔,商机无限,显示了巨大的发展潜力。

(2)顾客人群地域性分布明显

国内老年游客主要分布在中国东部经济发达地区,其中京津地区、珠江三角洲地区、长江三角洲地区的出游老年是老年旅游市场的主力军。城市经济越发达,老年人出游比例越高。

(3)企业和社会重视程度高

以上海为例,为了方便老年人旅游,上海600多家旅行社中已有近百家旅行社开辟了"银发旅游",专设"老年部"的有20多家,专门从事老年旅游的旅行社也有五六家。不少企业针对老年市场的特点进行规范运作。

2. 养老旅游者的个人特征

(1)一般特征

养老旅游者主要为低龄老年人,身体条件、经济能力相对比较好。对养老旅游者的调查结果显示:年龄方面,60~64岁的人数最多,占39.1%;职业方面,大多数为商业、金融、服务业,占27.3%,其次为政府及事业单位人员,占22.5%;收入方面,数据显示月收入在3 001~5 000元的占39%,部分老年游客的个人月收入达到1万元以上;在教育程度方面,本科以上超过半数,而大专以下学历者仅占22.4%。

(2)在目的地选择上

养老旅游者根据自身需求(如身体健康、避寒、避暑、探亲等)选择目的地,其目的性很强,对目的地的气候、环境考虑较多,强调气候的适宜性,季节性非常强。

(3)在目的地停留的时间

由于老年人具有充足的闲暇时间,在目的地停留的时间较长,短则十天半月,一般为一个月左右,有的甚至长达半年或一年以上。

(4)在居住条件的选择上

养老旅游者倾向于利用目的地的养老旅游设施,住宿多选择老年公寓、疗养院、家庭旅馆、出租房等,旅游花费相对较低。医疗保健设施、日常休闲活动设施要适合老年人。

(5)在旅游工程安排上

基于老年人的身体特点,养老旅游者要求游程安排上很宽松,一般一周只游览一两天,其余时间由旅游者自行支配。

(6)在接待服务上

基于个人精力、人身安全等原因,在服务上,要充分考虑老年旅游者的需求,体现人性化和个性化。养老旅游者对旅行中交通工具的要求比较高,在景点的选择上,他们希望旅行社能够选择相对安全的旅游项目,在主要服务项目上,如游览、护理、餐饮等,都有专业人员服务。

9.2 养老旅游健康效益

当今社会,城乡居民的生活水平日益富足,尤其是老年人退休后,衣食无忧,多数人身体硬朗,以其自身特点和意愿来讲,希望开始一种轻松、自然、丰富、真实、自我的休闲生活。养老旅游有益于老人身心健康,符合老年人群的旅游动机,是老年人愿意接受,也最适合的选择。

老年人健康意识强,逐渐认识到自然因素(如空气、水质、噪声、食物等)对人体健康具有重要的影响,而养老旅游目的地皆为自然生态环境良好之地,对人群的身心健康具有正面的效果,受到老年人的青睐。

9.2.1 心理及精神效应

随着社会的发展、人的压力增加,交往机会减少,孤独感与日俱增。老年人离开工作岗位后,其社会角色、地位的转换及作息的改变,对心理健康影响较大,比较突出的心理问题是抑郁、焦虑和孤独等。精神压力是影响老年人身心健康的重要因素之一。调查发现,老年人更愿意接受的旅游景观是自然环境,一个重要的因素就是在其中可以消除一些孤独感和抑郁感,宣泄心中的失落、急躁和烦闷的情绪。

近年,在心理学、精神生物学、生物心理学、社会医学模式的影响下,越来越多的研究结果显示自然环境对缓解人体的情绪、心理压力方面具有明显的效果。根据巴甫洛夫的学说,基本的神经活动过程是兴奋和抑制,由大脑皮质加以调节使之平衡。优美的景观可使大脑皮质出现一个兴奋灶的转移,从而易消除精神紧张和心理矛盾,使人们心情愉快、情绪稳定、精力充沛、食欲增加、睡眠改善,对人们的情绪和心理状态有非常重要的调节和保健作用。

在人类的心灵深处,最感亲切的环境是水和植物。心理学家和医学家都证实,自然环境中的不同色彩对人能发挥不同的生理作用。蓝色使人感觉宁静、典雅,可以缓解精神紧张,促使收缩期血压下降;紫色能使人沉着、镇静,有催眠和缓解抽搐的作用;黄色可使脉搏过快、过慢的患者趋于平稳,并能增进食欲;红色使人兴奋,脉搏加快;绿色能使人在一定的程度上减少肾上腺素的分泌,降低人体交感神经的兴奋性,产生轻松、愉快、安逸的感觉,人的皮肤温度可下降1 ~2 ℃,呼吸变缓,心率每分钟减少4 ~8 次,心脏负担减轻。科学实验还证明,绿色植物对光的反射率达30% ~40%时,对人的视网膜组织的刺激恰到好处,可吸收阳光中对人眼有害的紫外线,使眼睛疲劳感快速消失,对老年人视力有很好的保护作用。

同时,安静、芬芳、优美、幽深的自然环境,可增强人的嗅觉、听觉和思维的灵敏性。日本的一项森林浴的最新研究成果指出,人体在吸入树木的香味之后,可以稳定情绪。森林景观环境中和谐的声音通过人的听觉器官和神经进入人体后会使体内细胞产生共振反应,使人镇静下来,身体易于处于放松状态。空气中富含益于健康的负离子,森林中的植物会散发出大量的有机物质和芳香物质,它们能调节大脑皮质,激活内分泌功能,增强神经系统的敏锐性和兴奋性,使人倍感舒适,充满活力,生命力处于最佳状态。汉斯曼等研究表明,当人们处于头痛、压抑状态时,在自然环境中活动,压力释放程度可达到87%、头痛程度可减轻52%,自然环境比城市环境有更好的效果。乌尔里希等研究表明,处于压抑状态下的人们,在观赏自然环境与观赏城市环境相比,其心理压力释放表现出明显的生理特征,产生诸如皮肤电导脉冲值降低、血压降低、肌肉张力明显减弱等现象。哈特格等研究表明,认知疲劳的人们,在自然环境中散步比在城市环境中散步或坐在塞满书本的房间显示出更好的心态。

研究发现,森林中,较低而平稳的气温、气压,较大的湿度和较弱的风力,清新的空气,丰富的氧气量和负离子,均可以对人体神经系统功能进行调节,使人心情舒畅、精力充沛,适合“精神系统疾病疗养”。

调查结果显示,老年人外出旅游后,心理健康状况明显改善。班瑞益也指出,在自然环境下的观光、休憩、运动、交流、园艺等活动,有利于改善病人精神状况和社会适应能力,对慢性精神分裂症病人的康复有积极的疗效。

9.2.2　生理及康复效应

对养老旅游比较热衷的老人大多生活在工业化发达的现代都市,这些地区的空气和环境人为破坏较为严重,加之这些地区人们的生活工作压力较大,不良生活方式比较普遍,已经或正在威胁着人们尤其是老年人的健康状况,导致慢性病患病率不断上升。

养老旅游目的地的自然环境具有城市无可比拟的生态优势,空气清新,远离污染和噪声,在自然环境中生活、休憩、运动等有益于机体各系统的免疫功能得到加强,对老人的身体健康具有积极的效果。研究发现,自然界中的花草树木可分泌多种挥发性物质,如带有芳香味的单萜烯、倍半萜烯和双萜类气体“杀菌素”,能有效杀灭空气中的细菌、真菌、病毒等致病微生物,部分绿色植物释放出的芳香气体还具有防癌的作用。

自然生态环境中富含空气负离子,空气负离子被誉为空气维生素和生长素,有益于人体健康。科学研究认为,空气负离子由呼吸道进入肺,并穿透肺泡上皮层进入血液,循环到全身各组织器官,通过直接刺激神经和体液作用,对机体产生良好的生物效应,具体作用和适应证如下。

1. 神经系统

空气负离子能穿透血脑屏障进入脑脊液直接作用于中枢神经系统,调节大脑皮层功能,使兴奋和抑制过程趋于正常,从而改善人的睡眠,起到镇静、镇痛、振奋精神等作用。

2. 呼吸系统

空气负离子能促进鼻腔黏膜柱状上皮细胞增生,使支气管内纤毛活动增加,有利于氧气的吸入和二氧化碳的排出,能解除支气管平滑肌痉挛状态,改善肺的换气功能,增加肺活量,有助于机体血氧饱和度的增加,提高血红蛋白含量及携氧能力。

3. 血液系统

空气负离子进入血液,直接影响血液中带电粒子的组成和分布情况,而使血液中红细胞、网织红细胞、血红蛋白、血铁、血钙增加,血糖、血胆固醇降低,血沉减慢。

4. 循环系统

空气负离子能改善心脏功能和心肌营养不良状况,增加冠状动脉血流量,缓解心绞痛,降低血中 5 - 羟色胺浓度,扩张周围血管,改善机体微循环,有明显的降压作用,并可改善心肌功能,增加心肌营养。

5. 代谢系统

空气负离子能促进机体组织氧化还原过程,特别能使肝、脑、肾、胃等组织氧化过程加强,激活体内多种酶系统,促进体内合成和储存维生素,促进体内新陈代谢,减少机体血液中乳酸含量,能有效消除疲劳、增强体质。

6. 免疫系统

空气负离子能提高网状内皮系统的功能,刺激机体防御力,促进人体组织氧化物歧化酶活性,消除自由基能力,提高自身免疫水平,增强抵抗疾病的能力。

医学研究表明,人体许多疾病的发生与免疫系统的功能失调有关,如感染、肿瘤、糖尿病、慢性肝肾疾病等,而自然生态环境对人体免疫功能具有良性影响,通过自然环境中日光、空气、矿泉、海水、植物、温度等生理作用因子对机体的作用,改变机体的营养功能和调节功能,增强机体的适应力和免疫能力,对多数疾病具有良好的康复作用。

国内研究证实,在适宜的自然环境中,人体内在氧化过程加强,代谢率增高,耗能增多,这对代谢性疾病(如肥胖、糖尿病等)有康复价值。适当的日光浴,能促进体内维生素 D 的合成,使血清中钙、镁含量上升,对老年人骨质疏松有很好的康复效果。经常处在富含负氧离子的自然环境中,患高血脂的老年人降低血脂功效显著。运用负氧离子治疗老年人神经衰弱,有效率达到 92.86%,患者自觉症状明显减轻,感觉周身轻松,有精神,睡眠由原来的每夜 3 小时延长到 6 小时。

国外研究证实,癌症患者在安静的大自然中欣赏美景加上有氧运动,会促进大脑皮质活动,分泌更多的脑啡肽和内啡肽,对人的心情、免疫力有积极影响,可有效控制癌症及因治疗癌症引起的免疫抑制反应和氧化损伤的情况,并且能够减少疲劳、恶心等副作用的发生,全面提高患者生活质量和治愈率。瑞典塔卡洛等研究表明,居住在户外有可散步的绿地住区的城市老年人的平均寿命将会增加。另有研究证实,病人手术后所住病房窗户面对树林,比单纯面对砖墙康复要快得多。

我国医学研究证明,老年人在自然环境中旅行或运动,不仅观赏了大自然的奇妙风景,同时也活动了筋骨,锻炼了体魄,利关节而养筋骨,畅神志而益五脏。跋山涉水也锻炼称为人体“第二心脏”的脚掌,运动脚趾也像运动手指一样,有助于大脑健康。

9.3　养老旅游产品

9.3.1　养老旅游产品的类型

养老旅游是老年旅游的一种全新的产品,克服并解决了老年旅游所需要应对的困境,而且形成了一股新的动力源泉,拥有更美好的前景。依照现今人们对于旅游的不同想法,我们总结两种最为基础的形式:观光休闲型养老旅游、保健疗养型养老旅游。

1. 观光休闲型养老旅游

观光休闲型养老旅游者大多数是健康的低龄老年人,他们主要在风景名胜区停留,观光和休闲度假的目的很强,一般入住当地养老院、酒店、农家旅馆,享受旅游休闲、度假的乐趣。观光休闲型游客停留时间长短不定,一般在一个月左右,回头率低,对地区经济、社会和环境等方面影响比较小。昆明养老旅游是典型的观光休闲型旅游。

2. 保健疗养型养老旅游

保健疗养型养老旅游主要是随着季节、气候的变化或者自然、人文环境的不同,老年人选择环境更舒适或更适合自己需求的地方度假养老。旅游者年龄偏大并且多数身体患有一定的慢性疾病,旅游的主要目的是保健疗养和避暑、避寒,一般旅游活动较少或局限于目的地周围景区。旅游者对气候自然环境条件要求较高,对目的地的区位优势、交通、食宿、基础设施等条件都有一定的要求。旅游者一般固定停留在一个地方时间较长,平均在3个月以上。其主要的表现形式有避暑、避寒、避闹;候鸟式移居,回归田园、乡村;崇尚自然的生态养老、农家休闲养老等。海南养老旅游是典型的保健疗养型旅游。

观光休闲型养老旅游是养老旅游发展的初级阶段,而保健疗养型是养老旅游发展的高级阶段。旅游者通过不断地观光疗养,全面认识和考察目的地,为保健疗养提供参考;同时,保健疗养型游客中不排除也附带一些观光休闲的目的。所以,从旅游学角度看,保健疗养型的养老旅游可归入特种旅游(保健旅游)与度假旅游交叉范畴之中;而观光休闲型的养老旅游可归入观光旅游与度假旅游交叉范畴之中。

案例分享一:美国太阳城养老社区

1. 太阳城选址

太阳城选址于阳光明媚的凤凰城郊区,是美国著名的养老社区,它位于亚利桑那州,凤凰城西北 12 英里,那里全年有 312 天能够接收到日照,因住在其中的老年人活跃的生活方式而闻名。太阳城拥有 1 200 亩的高尔夫球场,所以又被称为高尔夫爱好者的天堂。它周边有 Lake Pleasant 地区公园、White Tanks 地区公园以及亚利桑那原始人生活历史博物馆。

太阳城占地 37. 8 平方千米,其中陆地 37. 6 平方千米,水域 0. 2 平方千米。太阳城由 Del Webb 公司于 1959 年开始建设,经过 20 年的发展基本建成。太阳城不仅阳光明媚,气候干燥少雨,适合于老年人居住,而且拥有方便老人生活的一切设施和法规。已经成为全美最好的老年社区之一。这里的居民必须是 55 岁以上的老人,18 岁以下的陪同人士一年居住不能超过 30 天。社区提供货品齐全的购物场所,包括餐饮、邮政和宗教服务在内的完备服务,以及专业化的医疗服务和丰富的娱乐休闲服务。

2. 太阳城发展历史

太阳城经历了 20 年的发展历史,1959 年,Del Webb 公司开始建造社区,首先建起来的是一个商业中心,然后是个高尔夫球场以及一个娱乐中心。这个模式——建造一个小社区紧邻商业及娱乐设施,也成了所有养老社区规划学习的对象。在开盘之前,Del Webb 做好了五件事情:价格适当的样板房,娱乐、工艺设施,拥有好餐厅的宾馆,一个邮局,以及一个商业中心。Del Webb 公司将娱乐设施、高尔夫球场、商业设施作为太阳城发展的关键。

3. 太阳城住宅类型

在太阳城中有许多住宅类型,包括:独栋住宅、双拼住宅、独立居住中心、生活救助中心、生活照料社区、复合公寓住宅等。房屋类型及所占套数见表9-1。

表9-1 房屋类型所占套数

房屋结构类型	套数
独栋	16 516
双拼	6 734
两户	724
3~4户	625
5~9户	843
10~19户	286
20~49户	312
50户以上	1 458
活动住屋	78
船、房车等	8

太阳城住宅全是平房或别墅,不用爬楼,新开发的西南部新区专供退休的公司主管和老板居住,栋栋别墅立于高尔夫球场草坪周围,这里不仅空气新鲜、赏心悦目,更是出门就可以打球。这里房价便宜,由于没有学校,很多税赋得到减免。整个城市车辆最高时速不超过50千米,高尔夫球车是居民合法的主要交通工具之一。城区除了拥有几所大的专为老人服务的综合性医院外,心脏中心、眼科中心以及数百个医疗诊所遍布大街小巷。

4. 休闲设施成为社区特色

太阳城拥有7个娱乐中心,提供游泳、网球和手工艺活动,另有两个保龄球馆、8个高尔夫场、3个乡村俱乐部、一间美术馆和一个交响乐演奏厅。用于演出的"sun bowl"室外剧场和"sun dome"中心为表演而建在太阳城区域,能提供7 000个座位。

5. 周边配套逐步完善

太阳城北边的Lake Pleasant地区公园,提供水上娱乐、露营和野餐的设备,这个湖是西南方最大的一个湖，面积已经扩大到 10 000 英亩[①]，西边的 White Tanks 地区公园，有富有特色的印度碑文，在那里露营、徒步旅行和野餐很受欢迎，位于 Hieroglyphic 和 Bradshaw 山脉的西北方“Gold Country”有很多有趣的城镇废墟，包括 Vulture、Bumblebee、Constellation、Octave、Tip 和 Crown King。亚利桑那州原始人生活历史博物馆在东北边，它包含有亚利桑那州历史上很著名的许多原始城镇遗址的详细复制品。太阳城配套设施设备详见表 9－2。

表 9－2　美国太阳城配套设施设备表

<table>
<tr><td rowspan="8">设备</td><td>7 个娱乐中心</td><td rowspan="15">体育活动</td><td>高尔夫和小小高尔夫</td><td rowspan="17">工艺和业余爱好</td><td>木工艺</td></tr>
<tr><td>8 个高尔夫球场</td><td>游泳</td><td>银器</td></tr>
<tr><td>3 个乡村俱乐部</td><td>足球场</td><td>编制</td></tr>
<tr><td>2 个图书馆</td><td>马场</td><td>绘画</td></tr>
<tr><td>2 个保龄球馆</td><td>旱冰场</td><td>中国画</td></tr>
<tr><td>30 个教堂</td><td>网球和桌球</td><td>金属工艺</td></tr>
<tr><td>19 个购物中心</td><td>健身房</td><td>制陶术</td></tr>
<tr><td></td><td>手球式墙球</td><td>裁缝</td></tr>
<tr><td rowspan="7">艺术熏陶</td><td>交响乐</td><td>室外地滚球</td><td>宝石</td></tr>
<tr><td>艺术博物馆</td><td>跳舞</td><td>陶瓷</td></tr>
<tr><td>矿物和宝石博物馆</td><td>草地保龄球</td><td>彩色玻璃</td></tr>
<tr><td>成人教育</td><td>慢跑和竞走</td><td>书法</td></tr>
<tr><td>社区大学</td><td>推圆盘游戏</td><td>摄影</td></tr>
<tr><td>音乐会</td><td>垒球和篮球</td><td>针线手艺</td></tr>
<tr><td></td><td>台球</td><td>皮革工艺</td></tr>
<tr><td rowspan="4">交际俱乐部</td><td>桥牌、纸牌和其他游戏俱乐部</td><td rowspan="2"></td><td rowspan="2"></td><td>铁路模型</td></tr>
<tr><td>舞会</td><td>电脑</td></tr>
<tr><td>交际俱乐部</td><td rowspan="2">医学设施</td><td>位于太阳城中心的 sun health boswell Menoria 医院</td><td rowspan="2"></td><td></td></tr>
<tr><td>众多特别爱好的俱乐部</td><td>老年医学方面专家</td><td></td></tr>
</table>

① 注：1 英亩≈4 046 平方米

案例分享二:上海亲和源老年公寓——高端会员制养老第一家

亲和源老年公寓坐落于上海南汇区康桥镇,占地8.4公顷,建筑面积100 000平方米,是一个以会员制为主要形式,以实现健康、快乐的老年新生活为目标,融居家养老和机构养老优化为一体的,与上海国际大都市相匹配的中、高档的养老社区。

1. 亲和源整体规划

社区沿街分布餐厅、老年度假酒店、健康会所、商业、老年大学、医院等公共建筑物业,社区内部是居住型物业,与外部有一定距离,保证了私密性。

社区内适老硬件配套完备,包括配餐中心、医院、颐养院、商业街,亲和学院、健康会所、老年度假酒店、MINI高尔夫球场、活动广场、门球场、舞蹈广场、茶室等功能活动区,生活、健康、快乐三大服务体系使得适老设置完善,满足各年龄段老年生活需要。

2. 亲和源项目特色

社区全部采用无障碍化设计+"生活、快乐、健康"的管家式服务,不同于传统意义上的养老院,亲和源是个不脱离社会,又独立又开放的老年生活社区。社区内含12幢多层电梯住宅楼,共计838套居室,可入住1 600位老人。公寓内全装修全配置,有线电视+宽带网络+电话,全部开通,冷暖水24小时供应。老人拎包可入住。

3. 亲和源品牌特色

同国内外多家知名品牌企业结成战略联盟关系,建立专业化养老服务平台——曙光医院亲和分院、上海老年大学、美格菲会所、索迪斯餐厅、爱玛客物业。

4. 经营模式

亲和源采用会员制运营模式,通过会员制的运营构建俱乐部服务模式,其会员标准详见表9-3。

表 9 – 3　上海亲和源会员标准

<table>
<tr><th>卡种</th><th>年限</th><th>户型</th><th>会员卡缴费标准</th><th>年费缴费标准</th></tr>
<tr><td rowspan="3">A 卡</td><td rowspan="3">永久(可继承、可装让)</td><td>小套 58 m²</td><td rowspan="3">75 万</td><td>2.98 万</td></tr>
<tr><td>中套 72 m²</td><td>3.98 万</td></tr>
<tr><td>大套 120 m²</td><td>6.98 万</td></tr>
<tr><td rowspan="3">B 卡</td><td rowspan="3">终身(15 年内可退)</td><td>小套 58 m²</td><td>45 万</td><td rowspan="3">2.38 万</td></tr>
<tr><td>中套 72 m²</td><td>55 万</td></tr>
<tr><td>大套 120 m²</td><td>88 万</td></tr>
</table>

5. 项目配套

(1) 颐养院

颐养院建筑面积 9 736.1 平方米,设 300 余张床位,共 9 层,1 ~ 4 层为门诊部门,5 层为样板间,6 ~ 9 层为护理区;与上海市三级甲等医院对接,有专业医疗机构派出团队进行管理。颐养院只为亲和源内部老人提供护理服务,外部人员暂不接待。房内配备有独立洗手间、冰箱、电视、紧急呼叫器。

(2) 健康会所

会所接待亲和源内老人,也对外开放。

一楼是接待处、销售办公室、小卖部、游泳池、更衣室、毛巾及钥匙办理柜台;

二楼是行政办公室、儿童娱乐室;

三楼为水中运动池、桑拿及温蒸房、健康吧、跳操房、医疗检测房、康复理疗区、运动器械区、更衣室;

四楼为康复咨询及理疗 SPA、足浴区;

五楼为多功能会议厅。

(3) 亲和学院

亲和源社区与上海老年大学合作,由上海老年大学总部派出师资且提供课程,使老年人拓展深化资深兴趣爱好,增加与群体交流的机会。亲和学院面向亲和源社区会员进行招生,开设英语、电脑、音乐、艺术、运动等 6 大类 15 个学习班,二楼设置 7 个教室,含 2 间钢琴房。

(4) 配餐中心

与索迪斯餐厅合作,打造总面积 2 574 平方米的养生餐厅,由专业餐厅管理公司管理，按营业额与亲和源分成，餐厅只为护理和疗养人员提供送餐，公寓内老人需自行前往餐厅用餐。

亲和源小结：

(1)真正的老年社区，客户群体不仅来自上海，也存在异地养老客户群体；

(2)前期投入大量的宜老设施配套和服务人员，后期运营成本较高；

(3)投入成本高，回收周期长，溢价能力有限；

(4)"纯"养老模式仍处于探索阶段，市场风险较大。

第10章　旅游急救

一直以来，生命都是脆弱的，疾病和意外常常伴随着我们，当我们沉浸在祖国的美好景色中，意外常常会不期而至，这时我们就需要掌握一些基本的救护知识来应对这些意外，做到有的放矢，防患于未然。

10.1　旅游突发意外概述

10.1.1　旅游突发意外的分类

1. 常见急症意外

常见急症意外指游客本身具有某些原发疾病，在旅行中原发疾病意外发作从而导致意外的出现。常见急症意外有以下几种：

（1）急性冠脉综合征，这是一组由急性心肌缺血引起的临床综合征，包括急性心肌梗死（AMI）和不稳定型心绞痛（UA）。世界卫生组织最新资料显示，中国的冠心病死亡人数已居世界第二位，而且发病呈年轻化趋势，男性远远多于女性，且88%的冠心病患者猝死发生在医院外。

（2）糖尿病急症，糖尿病是一种常见的内分泌代谢疾病，已成为继肿瘤、心脑血管疾病之后第三位严重的慢性非传染性疾病。糖尿病的危害在于它的急、慢性并发症，其中糖尿病的急性并发症以急危重的临床过程出现，如若处理不当，容易危及性命。糖尿病急症包括糖尿病酮症酸中毒、高血糖高渗综合征、乳酸性酸中毒、糖尿病低血糖症。

（3）脑卒中又称为中风，是一组急性脑循环障碍所致的局限或全面性脑功能缺损综合征，包括缺血性（包括短暂性脑缺血发作、脑血栓形成、脑栓塞）和出血性卒中（包括脑出血和蛛网膜下腔出血）两大类。

2. 常见疾病意外

常见疾病意外指游客在旅行中突发一些生活常见疾病,有以下几种:

(1)急性上呼吸道感染:简称上感,又称普通感冒,是包括鼻腔、咽或喉部急性炎症的总称,是最常见的急性呼吸道感染性疾病,多呈自限性,但发生率较高。成人每年发生2~4次,儿童发生率更高,全年皆可发病,冬春季较多。

(2)消化性溃疡:是指胃肠道黏膜在某种情况下被胃酸、胃蛋白酶消化而造成的溃疡,多发生于胃和十二指肠。消化性溃疡是全球常见病,十二指肠多见于青壮年,胃溃疡多见于中老年人,男性多多于女性。

(3)急性阑尾炎:阑尾是位于盲肠末端的一个细管状器官,多位于右下腹部,急性阑尾炎是外科常见病,居各种急腹症的首位,若治疗不及时或不恰当可导致腹膜炎,甚至危及生命。

(4)高原反应:是人体暴露于低压低氧环境后产生的各种病理性反应,是高原地区独有的常见病。

(5)晕动症:即晕车病、晕船病、晕机病和由于各种原因引起的摇摆、颠簸、旋转、加速运动等所致疾病的统称。中国是世界"晕动症"发生率最高的国家之一,80%的人都曾经历过不同程度的晕动反应。这种疾病目前没有彻底治愈的办法,但选择有效的抗晕药能够很好地缓解痛苦。

3. 意外伤害

意外伤害指游客在旅游中遭受的一些常见意外伤害,主要包括以下几种:

(1)中暑:指长时间暴露在高温环境中、或在炎热环境中进行体力活动导致机体体温调节功能紊乱所致的一组临床症候群,以高热、皮肤干燥以及中枢神经系统症状为特征。

(2)食物中毒:指患者所进食物被细菌或细菌毒素污染,或食物含有毒素而引起的急性中毒性疾病。

(3)蛇虫咬伤:在我国已发现毒蛇有50余种,常见的有10余种,对人危害较大的有眼镜蛇、金环蛇、银环蛇、五步蛇、蝮蛇等,在野外被毒蛇咬伤而死亡的发生率在动物伤害中比例最高。在树林间、草丛中、溪流边,尤其是夏秋之时,易被毒蚊毒虫等叮咬,被毒虫咬伤后必须及时处理,否则会中毒。人中毒后,轻则全身瘙痒、疼痛、浑身没劲,重则死亡。

(4)外伤:指由于外界物体的打击、碰撞或化学物质的侵蚀等造成的人体外部损伤,常见外伤包括出血与骨折等。

(5)触电:又称电击伤,通常指由于不慎触电或遭受电击后造成的人体损伤。轻者可能为皮外伤,重者则有生命之忧。其致死原因主要是电击后导致大脑神经的抑制和心肌的抑制,心室纤维性颤动。

(6)溺水:指由于人体淹没在水中,呼吸道被水或水中杂物堵塞或喉痉挛导致的窒息状态,一般落水后4~6分钟内即可昏迷,直至死亡。

4. 突发事件

突发事件指游客在旅游中遭受的一些自然灾害、人为突发事件等,主要包括以下几种:

(1)地震:又称地动、地振动,是地壳快速释放能量过程中造成的振动,其间会产生地震波的一种自然现象。地球上板块与板块之间相互挤压碰撞,造成板块边沿及板块内部产生错动和破裂,是引起地震的主要原因。

(2)台风:是发生在热带洋面上的一种强烈的气旋性风暴,并常伴有狂风、暴雨、巨浪和海潮。我国是受台风影响严重的国家之一。台风具有如下特点:

①季节性:一般发生在夏秋之间,最早可发生于5月初,最迟可发生于11月;

②变化性:台风的风向变化多端,常出人意料,因此很难准确预报其中心登陆点的位置;

③破坏性:台风常伴有大暴雨、大海啸、大海潮等情况,对登陆地区的建筑物及农作物等破坏力大。

(3)火灾:是指在时间或空间上失去控制的灾害性燃烧现象。在各种灾害中,火灾是最经常、最普遍地威胁公众安全和社会发展的灾害。人类使用火的历史与同火灾做斗争的历史是相伴相生的,人类能够对火进行利用和控制,是文明进步的一个重要标志。人们在用火的同时,不断总结火灾发生的规律,尽可能地减少火灾及其对人类造成的危害。

(4)踩踏:指在某项活动中,因人群过度拥挤,部分人因行走或站立不稳而跌倒未能及时爬起,被人踩在脚下或压在身下,短时间内无法及时控制的混乱场面。踩踏伤亡的特点是损伤人数多、伤情重、多发伤、现场处理比较复杂。

10.1.2 旅游突发意外的救护原则

(1)遇到意外伤害发生时,不要惊慌失措,要保持镇静,并设法维持好现场的秩序。

(2)在周围环境不危及生命的情况下,不要轻易搬动伤员,暂时不要让伤病员进食和水。

(3)如发生意外,而现场无他人,应大声呼救,请求来人帮助或设法联系有关部门,不要单独留下伤病员。

(4)遇到严重事故、灾害或中毒时,除急救、呼叫外,还应立即向相关政府、卫生、防疫、公安等部门报告,报告现场地点、病伤员人数、伤情如何、都做过什么处理等。

(5)对呼吸困难、窒息和心跳停止的伤病员,快速置其头于后仰位,托起下颌,使其呼吸道畅通,同时施行人工呼吸、胸外心脏按压等复苏操作,原地抢救。

(6)一切现场抢救行动必须服从统一指挥,不可各自为政。

10.2　旅游意外应急处理

10.2.1　常见急症的应急处理

1. 急性冠脉综合征

(1)临床表现

心绞痛:发作性胸前区压榨性疼痛,因堵塞的血管位置不同,表现的疼痛位置也不同,患者会出现皱眉、咬牙、捂胸、心慌气短等表现,一般持续 1 ~5 分钟,很少超过 15 分钟。老年人的心绞痛表现常不明显,可仅表现为胸闷、嗳气,故常常会延误治疗。

心肌梗死:发作性心前区疼痛在 15 分钟以上;口服硝酸甘油不能缓解;患者常伴呕吐、面色苍白、大汗淋漓、四肢厥冷等症状;平常血压正常或高血压者此时血压突然下降。

(2)急救措施

①急性心肌梗死早期识别、诊断及治疗能改善预后。

②教会患者及其家人识别急性冠脉综合征的症状。

③当症状出现时立即拨打急救电话,而不是自己驾车去医院从而延误处理。

④处理心绞痛的十字诀:安静、休息、呼救、服药(硝酸甘油)、吸氧。

2. 糖尿病急症

(1)临床表现

糖尿病酮症酸中毒:早期出现疲乏无力、极度口渴、多饮多尿等症状;中晚期可出现食欲不振、恶心呕吐、呼吸深大(烂苹果味)、头痛、烦躁、嗜睡甚至昏迷等症状。

高血糖高渗综合征:老年2型糖尿病患者多见;血糖一般大于33.3 mmol/L;脱水更严重;常伴意识障碍甚至昏迷。

乳酸性酸中毒:深大呼吸(无酮臭味);疲乏无力、恶心呕吐;神志模糊、面颊潮红;血压、体温下降;休克或深昏迷。

糖尿病低血糖症:低血糖是指成年人空腹血糖浓度低于2.8 mmol/L,而糖尿病患者血糖值不高于3.9 mmol/L即可诊断低血糖。低血糖的症状通常表现为出汗、饥饿、心慌、颤抖、面色苍白等,严重者还可出现精神不集中、躁动、易怒甚至昏迷等症状。

(2)急救措施

①安静,取患者舒适的体位。

②观察患者意识和呼吸,保持气道通畅。

③对清醒患者,无论低血糖还是高血糖,必须喂食甜食或糖水。

④拨打急救电话,送医院抢救。

3. 脑卒中

(1)临床表现

一般脑出血患者发病前有精神紧张后头痛、头晕、肢体麻木等前驱症状。起病急,常在白天发生。轻微脑出血者可有头痛、头晕、呕吐、眼花或眼前发黑、意识清楚或朦胧、嗜睡、失语、肢体偏瘫、一侧口角下斜、不断流口水口等症状。重型脑出血者一般突然倒地、大小便失禁,很快进入昏迷状态;脑血栓、脑栓塞与脑出血症状相同,但程度较轻,因血栓栓塞的位置不同,症状表现不一。

一分钟内识别脑卒中:俗称为“抬、说、笑”,即令患者抬起双臂或双腿,看是否一侧不能支撑、说话含糊不清、口眼歪斜。

(2)急救措施

①快速识别,快速启动紧急医疗服务。

②将可疑脑卒中患者安置在一个舒适体位(半卧或前倾位),避免晃动。

③应给与昏迷者稳定侧卧位,保持其呼吸道通畅。

④有条件可予吸氧。

⑤观察生命体征,如出现心跳、呼吸停止,应立即 CPR。

⑥暂时禁止给患者进食及水。

⑦拨打急救电话,快速送医院救治。

10.2.2 常见疾病的应急处理

1. 急性上呼吸道感染

(1)临床表现

主要表现为鼻部症状,发病同时或数小时后可有如打喷嚏、鼻塞、流清水样鼻涕等症状,也可表现为咳嗽、咽干、咽痒或灼热感,甚至鼻后滴漏感。2~3 天后鼻涕变稠,常伴咽痛、流泪、味觉减退、呼吸不畅、声嘶等症状。一般无发热及全身症状,或仅有低热、不适、轻度畏寒、头痛等症状。

(2)治疗要点

对症治疗:休息;病情较重或年老体弱者应卧床休息,忌烟酒,多饮水,保持室内空气流通;有发热、头痛、肌肉酸痛等症状者,可选用解热镇痛药,如复方阿司匹林、对乙酰氨基酚、吲哚美辛(消炎痛)、索米痛片(去痛片)、布洛芬等;对于咳嗽症状较明显者,可给予右美沙芬、喷托维林等镇咳药。

病因治疗:抗菌药物治疗:单纯病毒感染无须使用抗菌药物,有白细胞计数升高、咽部脓苔、咳黄痰等细菌感染证据时,可酌情使用青霉素、第一代头孢菌素、大环内酯类或喹诺酮类。抗病毒药物治疗:目前尚无特效抗病毒药物,而且滥用抗病毒药物可造成流感病毒耐药现象,因此如体温、免疫功能正常,发病超过两天的患者一般无须使用抗毒药物。

中医中药治疗:具有清热解毒和抗病毒作用的中药有助于改善症状、缩短病程。小柴胡冲剂、板蓝根冲剂应用较为广泛。

2. 消化性溃疡

(1)临床表现

消化性溃疡有慢性和周期性发作的临床特点,上腹痛为主要症状,可分为钝痛、烧灼痛、胀痛和饥饿痛,疼痛有典型的节律性;十二指肠溃疡表现为饥饿痛，进食后缓解。若患者夜间痛醒，高度提示十二指肠溃疡；胃溃疡表现为餐后约 1 小时发生疼痛，1 ~ 2 小时后逐渐缓解，至下餐进食后再次出现。

(2)治疗要点

一般治疗：生活要有规律，避免过度劳累和精神紧张，戒烟酒，禁止服用非甾体消炎药。

药物治疗：抑制胃酸分泌的药物有复方氢氧化铝、奥美拉唑等；保护胃黏膜药物有硫糖铝、胶体次枸橼酸铋；凡有幽门螺杆菌感染的消化性溃疡，无论初发或复发，活动或静止，有无并发症，均应服用根除幽门螺杆菌的药物。

3. 急性阑尾炎

(1)临床表现

典型的急性阑尾炎初期症状为中上腹或脐周疼痛，数小时后腹痛转移并固定于右下腹。转移性右下腹痛及阑尾点压痛、反跳痛为其常见临床表现，但是急性阑尾炎的病情变化多端，其临床表现为持续伴阵发性加剧的右下腹痛、恶心、呕吐，多数病人白细胞和嗜中性粒细胞计数增高。右下腹阑尾区(麦氏点)压痛，是该病重要体征。

(2)治疗要点

非手术治疗：可用抗生素抗感染治疗。当患者被明确诊断为急性阑尾炎，有手术指征，但因患者周身情况或客观条件不允许，可先采取非手术治疗，延缓手术。若急性阑尾炎已合并局限性腹膜炎，形成炎性肿块，也应采用非手术治疗，使炎性肿块吸收，再考虑择期切除阑尾。患者应卧床休息，禁食，给予水、电解质和热量的静脉输入等。

手术治疗：原则上，急性阑尾炎都应采用阑尾切除手术治疗。

4. 高原反应

(1)临床表现

常见的症状有头痛、失眠、食欲减退、疲倦、呼吸困难等。头痛是最常见的症状，常为前额和双颞部跳痛，夜间或早晨起床时疼痛加重，增加肺通气如用口呼吸、轻度活动等可使头痛减轻。

(2)治疗要点

轻症者：可不予处理，一般经适应 1 ~ 2 周，症状自行消失。反应较重者酌情选用镇痛、镇静、止吐等药物对症治疗，如索米痛片(去痛片)、地西泮、甲氧氯普胺等。头痛及呕吐者还可用“氨扑苯”及“消呕宁”，后者主要作用于呕吐中枢而对其他区域无抑制作用。

重症者：可予间断或持续吸氧，不主张长时间吸氧（因有碍机体对低氧环境习服）。必要时可用轻缓利尿剂如醋氮酰胺或用氨茶碱口服等治疗。

5. 晕动症

(1)临床表现

本病常在乘车、船、飞机等数分钟至数小时后发生。初时感觉上腹不适，继有恶心、面色苍白、出冷汗，旋即有眩晕、抑郁、唾液分泌增多和呕吐等症状。可伴有血压下降、呼吸深而慢、眼球震颤，严重呕吐会导致失水和电解质紊乱。

(2)治疗要点

发病时患者宜闭目仰卧。坐位时，头部应紧靠在固定椅背或物体上，避免较大幅度地摇摆。要保持安静、通风良好。同时可选用抗组胺和抗胆碱类药物，如氢溴酸东莨菪碱、茶苯海明（晕海宁、乘晕宁）、盐酸倍他司汀（抗眩啶）等。

为了减轻晕动症的易感性，有许多方法可以使用。如为获得充足的新鲜空气，可打开汽车的窗户、到轮船甲板的前端，打开飞机头顶的通气孔，尽量保持头不动，闭上眼睛，凝视主焦点或一个不动的物体。并且坐在感觉动作幅度最小的地方——汽车前排的座位、轮船中间或是轮船前仓的舱位、机翼上方的座位。

10.2.3 意外伤害的应急处理

1. 中暑

(1)临床表现

①先兆中暑：大量出汗、口渴、头昏、耳鸣、胸闷、心悸、恶心、体温升高、全身无力；

②轻度中暑：除上述病症外，体温38 ℃以上、面色潮红、胸闷、面色苍白、恶心、呕吐、大汗、皮肤湿冷、血压下降等呼吸衰竭的早期症状；

③高度中暑：除上述症状外，出现昏倒痉挛，皮肤干燥无汗，体温40 ℃以上等症状。

(2)处理要点

①迅速将中暑者转移到阴凉、通风的地方，解开其衣扣，使其平躺休息。

②用冷毛巾敷头部,并擦全身降温。

③喝一些淡盐水或清凉饮料,清醒者也可服用人丹、绿豆汤等。

④重度中暑者立即送医院急救。

2. 食物中毒

(1)临床表现

根据病因不同可有不同的临床表现:

①胃肠型食物中毒:多见于气温较高、细菌易在食物中生长繁殖的夏秋季节,以恶心、呕吐、腹痛、腹泻等急性胃肠炎症状为主要特征。

②葡萄球菌性食物中毒:由于进食被金黄色葡萄球菌及其所产生的肠毒素所污染的食物而引起的一种急性疾病。引起葡萄球菌性食物中毒的常见食品主要有淀粉类(如剩饭、粥、米面等)、牛乳及乳制品、鱼肉、蛋类等,被污染的食物在室温(20～22 ℃)搁置5小时以上时,病菌大量繁殖并产生肠毒素,此毒素耐热力很强,经加热煮沸30分钟,仍可保持其毒性而致病。

③副溶血性弧菌食物中毒:由于食用了被副溶血性弧菌污染的食品或者食用了含有该菌的食品后出现的急性、亚急性疾病。副溶血性弧菌是常见的食物中毒病原菌,该类食物中毒在细菌性食物中毒中占有相当大的比例,临床上以胃肠道症状,如恶心、呕吐、腹痛、腹泻及水样便等为主。该菌引起的食物中毒具有暴发起病(同一时间、同一区域、相同或相似症状、同一污染食物)、潜伏期短(数小时至数天)、有一定季节性(多夏秋季)等细菌性食物中毒的常见特点。

④变形杆菌食物中毒:由于摄入大量变形杆菌污染的食物所致,属条件致病菌引起的食物中毒。大量变形杆菌在人体内生长繁殖,会产生肠毒素,夏秋季节发病率较高,临床表现为胃肠型或过敏型中毒。

(2)处理要点

一般治疗:卧床休息,早期饮食应为易消化的流质或半流质饮食,病情好转后可恢复正常饮食。沙门菌食物中毒应床边隔离。

对症治疗:呕吐、腹痛明显者,可口服溴丙胺太林(普鲁本辛)或皮下注射阿托品,亦可注射山莨菪碱。能进食者应给予口服补液。剧烈呕吐不能进食或腹泻频繁者,给予糖盐水静滴。出现酸中毒者酌情补充5%碳酸氢钠注射液或11.2%乳酸钠溶液。脱水严重甚至休克者,应积极补液,保持电解质平衡及给予抗休克处理。

抗菌治疗:一般可不用抗菌药物。伴有高热的严重患者,可按不同的病原菌选用抗菌药物,如沙门菌、副溶血弧菌可选用喹诺酮类抗生素。

3.蛇虫咬伤

(1)临床表现

毒蛇外观为头大颈细、尾巴短而突然变细、花纹较鲜艳,咬伤表现为一个或几个点状牙痕、红肿、疼痛明显,常伴出血、水泡、瘀斑;无毒蛇外观为头呈钝圆形、颈不细、尾巴细长、花纹多不明显,咬伤表现为成排、细小锯齿样牙痕;红肿、疼痛不明显,少出血或不出血,无瘀斑、水泡。毒虫咬伤后,伤者轻则全身瘙痒、疼痛、浑身没劲,重则死亡。

(2)处理要点

①立即就地自救或互救,千万不要惊慌、奔跑,那样会加快毒液的吸收和扩散。

②立即用皮带、布带、手帕、绳索等物在距离伤口3~5厘米的地方缚扎,以减缓毒液的扩散速度。每隔20分钟须放松2~3分钟,以避免肢体缺血坏死。

③用清水冲洗伤口,用生理盐水或高锰酸钾液冲洗更好。此时,如果发现有毒牙、毒刺残留必须拔出。

④冲洗伤口后,用消过毒或清洁的刀片,连接两毒牙痕为中心做“十”字形切口,切口不宜太深,只要切至皮下能使毒液排出即可。

⑤可点燃火柴,烧灼伤口,破坏毒液。

4.外伤

(1)临床表现

①出血类型

动脉出血:鲜红、喷射状、危险大;

静脉出血:暗红、涌出、可压迫止血;

毛细血管出血:鲜红、渗出、危险小。

②骨折的特有体征

畸形:骨折端移位可使患肢外形发生改变,主要表现为缩短、成角、延长;

异常活动:正常情况下肢体不能活动的部位,骨折后出现不正常的活动;

骨擦音或骨擦感:骨折后两骨折端相互摩擦撞击,可产生骨擦音或骨擦感。

以上三种体征只要发现其中之一即可确诊。

(2)处理要点

直接压迫止血:查异物,如有表浅小异物可将其取出;持续用力压迫;敷料被血液渗透,取敷料直接覆盖,继续压迫止血;呼叫,等待救护车到来。

加压包扎止血:救护员做好个人防护;先直接压迫止血;压迫伤口的敷料应超过伤口周边至少3厘米;用绷带(或三角巾)环绕敷料加压包扎;包扎后检查肢体末端血液循环。

异物插入:不拔出异物,以免大出血。

间接压迫止血法:伤口有异物,或直接压迫法无法操作时,在伤口周围置大量敷料,进行固定及止血。

(3)骨折处理(制动!)

试着用毯子或衣物固定受伤部位,防止移动导致的损伤;拨打急救电话;对开放性骨折伤口不冲洗、不复位、不上药。

5. 触电

(1)临床表现

①局部表现:皮肤受伤后,局部通常有进出口,呈焦黄色,严重时可出现电伤烙印或闪点纹;

②全身表现:轻型表现为精神紧张、面色苍白、表情呆滞、呼吸和心跳加速,敏感者出现晕厥、短暂意识丧失,一般可恢复,恢复后可能出现肌肉疼痛、头痛、疲乏、神经兴奋等症状。重型表现为心脏停搏,呼吸骤停,进入“假死”状态。

(2)处理要点

①现场救治应争分夺秒,首要任务是切断电源。根据触电现场的环境和条件,采取最安全且最迅速的办法切断电源或使触电者脱离电源。

②对有缺氧指征者给予吸氧。

③对呼吸微弱或不规则、甚至停止者行心肺复苏(CPR)。

④保护体表电灼伤创面,用碘伏处理后,加盖无菌敷料包扎,以减少污染。

6. 溺水

(1)临床表现

①面部肿胀、结膜充血、口鼻腔充满血性泡沫、皮肤黏膜青紫、肢体湿冷、烦躁不安或神志不清、呼吸不规则、肺部罗音、心音弱而不整、上腹胀满;

②淡水淹溺者有血液稀释和溶血的表现,海水淹溺者有血液浓缩和高血钾

的表现；

③严重者心跳、呼吸停止而死亡。

(2)处理要点

①迅速清除口、鼻中的污物，以保持呼吸道通畅，迅速将患者置于抢救者屈膝的大腿上，将其头倒悬，轻按背部迫使其呼吸道及胃内的水倒出。

②淡水淹溺者可用3%高渗盐水静滴，海水淹溺者可用5%葡萄糖或低分子右旋糖酐静滴。

③行心肺复苏处理。

④防治并发症。

10.2.4 突发事件的应急处理

1. 地震逃生与自救

(1)选择夹角避震

地震发生时，立即选择炕沿下、床前、桌下，蹲身抱头，以躲避房盖、墙砖等物体的撞击，因为这些地方可形成遮蔽塌落物体的生存空间，但要注意切勿钻到床底下，床和桌子要坚固。

(2)选择厨房、厕所避震

如果住的是水泥现浇板或水泥预制板屋顶的房子，地震发生时，应立即进入厨房、厕所等处，因为这些地方开间小，有上下水管道连接，既能起到一定的支撑作用，又可能找到维持生命的水和食物，可减少伤亡。其弊端是回旋余地小，令人体缺少遮挡物。

(3)护住头、口、鼻

先用手保护好头、口、鼻，以免受伤或让灰土进入呼吸道。

(4)积蓄水源节省使用

水是维持生命所必需的。地震后受困在封闭空间时，要想方设法找水并节约用水。

(5)巩固生存空间

被埋在废墟里时，首要的是保护好自己。要尽快用砖块将头上、身上的天花板顶住，以防止在余震中天花板将自己砸伤。要想方设法用棍子给自己捅出一个出气孔，以防止窒息。

(6)创造逃生条件

地震受困时,只要能动,就要想方设法钻出去。要寻找合适的工具,如刀子、铁棍、铁片等用来挖掘废墟。要凭眼睛、耳朵和感觉找准逃生方向——哪里可以看到光线就说明距离短;哪里可以听到声音就说明距离近;哪个方向感觉风大就说明距离近;等等。

2. 台风逃生与自救

(1)台风来临前

密切关注台风动向,注意收听、收看有关媒体的报道或通过气象咨询电话、气象网站等了解台风的最新情况;根据气象部门从轻到重发布的蓝、黄、橙、红四色台风预警信号,及时采取相应预防措施;台风来临前,要做好充分的准备,如准备所需的食物、净水、药品、应急灯以及有关的生活必需品等。

(2)台风来临时

台风来临的时候,要检查自己的准备措施是否完善,以及所处区域是否安全,要听有关部门的安排,不要在有危险的地带活动。如果被通知撤离,要立即执行;若在家里,应关紧门窗,检查门窗是否坚固,取下悬挂的东西,检查电路、煤气等设施是否安全,电话线路是否正常;应尽量躲在坚固的建筑物里,不要在大树、草棚或其他简易建筑物旁逗留,以防砸伤;没有急事不要随意外出;有急事外出时,尽量乘坐出租车或公交车,千万不要在河边、海塘或小桥上行走,不要在强风影响区域开车;应避开高层建筑行走,避免被高空坠物击伤,并注意来往车辆,防止发生交通事故;要停止一切高空及户外危险作业;停止各种露天集体活动和室内大型集会;遇到危险时,拨打电话(110,119,120)求救。

3. 火灾逃生与自救

(1)了解和熟悉环境。当你走进商场、宾馆、酒楼、歌舞厅等公共场所时,要留意太平门、安全出口、灭火器的位置,以便在发生意外时及时疏散和灭火。

(2)迅速撤离。一旦听到火灾警报或意识到自己被火围困时,要立即想法撤离。

(3)保护呼吸系统。逃生时可用湿的毛巾或餐巾布、口罩、衣服等将口鼻捂严,否则会有中毒和被热空气灼伤呼吸系统软组织而窒息致死的危险。

(4)从通道疏散,如疏散楼梯、消防电梯、室外疏散楼梯等,也可考虑利用窗户、阳台、屋顶、避雷线、落水管等脱险。

(5)利用绳索滑行。用结实的绳子或将窗帘、床单被褥等撕成条,拧成绳,用水沾湿后将其拴在牢固的暖气管道、窗框、床架上,被困人员逐个顺绳索滑到下一楼层或地面。

(6)低层跳离,适用于在二楼的人。跳前先向地面扔一些棉被、枕头、床垫、大衣等柔软的物品,以便"软着陆",然后用手扒住窗户,身体下垂,自然下滑,以缩短跳落高度。

(7)借助器材。通常使用的有缓降器、救生袋、救生网、气垫、软梯、滑竿、滑台、导向绳、救生舷梯等。

(8)暂时避难。在无路逃生的情况下,可利用卫生间等暂时避难。避难时要用水喷淋迎火门窗,把房间内一切可燃物淋湿,延长生存时间。在暂时避难期间,要主动与外界联系,以便尽早获救。

4. 踩踏逃生与自救

(1)不在楼梯或狭窄通道嬉戏打闹;人多的时候不推搡、不起哄、不制造紧张或恐慌气氛。

(2)尽量避免到拥挤的人群中,不得已时,尽量走在人流的边缘。

(3)发觉拥挤的人群向自己的方向走来时,应立即避到一旁,不要慌乱,不要奔跑,避免摔倒。

(4)顺着人流走,切不可逆着人流前进;否则,很容易被人流推倒。

(5)如果陷入拥挤的人流,一定要先站稳,不要失去重心,即使鞋子被踩掉,也不要弯腰捡鞋子。尽快抓住坚固可靠的东西慢慢走动或停住,待人群过去后再迅速离开现场。

(6)若不幸被人群挤倒,要设法靠近墙角,身体蜷成球状,双手在颈后紧扣以保护身体最脆弱的部位。

(7)在人群中走动,遇到台阶或楼梯时,尽量抓住扶手,防止摔倒。

(8)在拥挤的人群中,要时刻保持警惕,当发现有人情绪不对,或人群开始骚动时,要做好准备保护自己和他人。

(9)在人群骚动时,注意脚下,千万不能被绊倒,避免自己成为拥挤踩踏事件的诱发因素。

(10)当发现自己前面有人突然摔倒,要马上停下脚步,同时大声呼救,告知后面的人不要向前靠近;及时分流拥挤人流,组织人流有序疏散。

10.3 旅游急救小知识

▲食物中毒:随身携带胃肠道药物

一旦怀疑自己食物中毒,要立即停止进食,用手指、筷子等刺激舌根催吐。如已经开始呕吐,要注意及时补水,以免缺水导致休克。要提醒的是,如果因食物中毒引起腹泻,并伴有面色苍白、出虚汗、手脚冰凉等症状,即便年轻、体力好,也一定要终止旅游,及时就医,否则可能导致晕厥。

▲烫伤:小面积烫伤马上清水冲洗

广州市第一人民医院急诊科主治医师、广州市120急救中心院前急救技能培训教官王西富介绍,小面积烫伤,首先马上到水龙头下面冲洗,持续20~30分钟至疼痛明显缓解为止,再考虑脱掉(最好是剪开)烫伤处衣物或袜子,然后用无菌纱布覆盖伤处,必要时就医处理。冷水冲洗的好处:带走热量避免继续损伤、止痛、减轻肿胀渗出、清洁伤口防止感染。

▲虫咬、蜂蜇:牙膏、苏打粉、醋涂抹只是心理安慰

登山前,最好穿上长衣长裤,这是防止蜂蜇、虫咬的最好办法。如果不慎被蚊虫叮咬,可以涂点氨水或肥皂水,因为大部分蚊虫所带的毒素都呈酸性,用碱性物质中和便能解毒,但被蜜蜂、马蜂蜇过,须另行处理。

在山林之间游玩,被马蜂或者蜜蜂蜇伤是比较常见的事。蜇伤大多表现为局部的疼痛、肿胀,属于轻症。若大面积蜇伤、毒素量多会导致部分患者出现严重过敏休克从而危及生命。

如果出游带了抗过敏软膏(如地塞米松软膏)和抗生素软膏,将两者局部涂抹伤处可防止感染。必要时,可以口服止痛药物如布洛芬或对乙酰氨基酚。

至于民间流传的使用蜂蜜、牙膏、苏打粉、醋、洋葱,以及母乳等涂抹方法,这些可能仅仅起到安慰作用。

蜜蜂蜇伤毒素属于弱酸性,马蜂蜇伤毒素属于弱碱性,从而可以分别使用弱碱或弱酸来中和毒素,这就是所谓的酸碱中和理论。前述民间流传的那些方法正基于此,但这一理论目前并没有确切有效的证据。

此外,马蜂重度蜇伤是临床凶险急症,不能简单地对症治疗,应及时将患者送到医院,专业医生会给予专业救治。

▲扭伤:马上冰敷、慎用活血化瘀药

不慎扭伤后,应尽快坐下来休息。如果周围有冰水或冰袋,赶紧敷在患处2~3次,每次10~15分钟,以消肿止痛,如没有冰块,也可用冷水冲洗。

要注意的是,不要马上用活血化瘀药,扭伤其实是内出血,在经过紧急处理后,最好进行加压包扎,做法是用干净的绷带、毛巾压在患处,然后抬高患肢,平躺时,给脚下垫个高枕头等,以消除肿胀。

▲醉酒:轻度多饮水、吃水果,重度及时送医院别耽搁

长假聚会出游,饮酒很常见,小饮怡情,大饮伤身,莫贪杯中物,防患于未然是最佳的选择。评估醉酒者的严重程度,选择恰当的照护方式,也应该成为公众的常识。

首先,对急性酒精中毒的症状要有一个基本判断,临床分期大概有三种情况:

(1)兴奋期

此时人会感觉头痛、欣快、兴奋,表现为健谈、饶舌、情绪不稳定、自负、易激惹,可有粗鲁行为或攻击行为,也可能沉默、孤僻。周围人看到这种情况,应阻止其饮酒,让对方多饮水、进食水果,用冷水洗面。陪聊时,不要激惹对方,应离开不安全的饮酒场所(如大排档),“因为,在急诊科看到因醉酒大声喧闹惹怒邻桌而互砍的案例不少。”王西富提醒说。

(2)共济失调期

到了这个阶段,醉酒者的肌肉运动会不协调,言语含糊不清,视力模糊、步态不稳,常伴有恶心、呕吐、困倦等行为。

应对措施同样是先令其停止饮酒,喂水及水果,对其贴身照顾。应搀扶其走路,尤其是进出卫生间、上下楼梯,过马路时更要注意安全。若已经呕吐多次,醉酒症状好转,可令其侧卧位休息。若在共济失调期没有呕吐,很快进入昏睡期,则尽量就医;若当时无法送医,应将其侧卧位,床边陪护,定时翻身,密切注意其呼吸情况。

(3)昏迷期

当血乙醇浓度超过2 500 mg/L,醉酒者可能陷入深度昏迷,会出现瞳孔散大、体温降低、血压下降、呼吸慢而有鼾音等症状,可出现呼吸和循环衰竭而有生命危险。此时,必须送医或呼叫120急救。在急救车到来之前,将患者置于稳定侧卧位并观察其呼吸脉搏情况,注意清理其口腔呕吐物。

▲小贴士:两个私密小件发挥大用途

传说中的户外旅行两大法宝在网上流传甚广:避孕套和卫生巾。

(1)避孕套的户外功用

①防水:装手机、钱包;手指出血包扎后,套上可防水(暂时可以,时间长不透气也不行)。

②储水:装一升水应该没问题。

③简易止血带:类似临床上弹力橡皮筋功用,但应警惕肢体缺血风险。

④张力性气胸穿刺针气囊活瓣:张力性气胸时,将避孕套开口处和粗针头针座处用丝线系在一起,把避孕套顶部储精囊处剪一小口,用做好的这个简易装备穿刺胸膜腔,这时,高压气体只能通过针头、避孕套排出体外,而外界空气不进入胸腔,使胸膜腔内压降低,改善呼吸困难症状。

(2)卫生巾的户外功用

①鞋垫:防潮湿、防水泡。

②止血纱布:卫生巾相对干净,是外伤出血蛮好的敷料,可覆盖伤口并压迫止血。

③保暖:在寒冷环境,用来给腹部保暖也是不错的选择。

参考文献

[1] 华明夫. 自然之经方、天地之元医:游访骊山温泉[J]. 环境,1994(11):32.
[2] 徐坚. 初学记[M]. 北京:中华书局,1962.
[3] 王艳平. 中国温泉旅游:来自地理学的发现及人文主义的挑战[M]. 大连:大连出版社,2004,2:2-3.
[4] 杨海哨. 基于IPA模型的温泉养生旅游产品满意度调查分析[D]. 南京:东南大学,2015:13.
[5] 宋玲玲. 重庆市温泉旅游项目开发研究[D]. 重庆:重庆工商大学,2011:8.
[6] 薛群慧,邓永进. 论云南少数民族地区健康旅游资源开发战略[J]. 云南民族大学学报(哲学社会科学版),2011,28(5):245-249.
[7] 胡昌军,张跃林,刘建国. 预防医学[M]. 北京:科学技术文献出版社,2017.
[8] 中国营养学会. 中国居民膳食指南(2016)[M]. 北京:人民卫生出版社,2016.
[9] 王春平,李君. 预防医学[M]. 北京:中国医药科技出版社,2016.
[10] 亢碧娟,盛爱萍. 预防医学[M]. 武汉:华中科技大学出版社,2013.
[11] 高静,刘春济. 国际医疗旅游产业发展及其对我国的启示[J]. 旅游学刊,2010(7):88-94.
[12] 雷铭. 医疗旅游研究现状及启示[J]. 中国卫生政策研究,2017,10(7):50-56.
[13] 刘佳,王娟. 国外医疗旅游研究综述与启示[J]. 中国海洋大学学报,2016(6):88-94.
[14] 段志祥,李泽庚. 中医药健康旅游的策略研究[J]. 中医药管理杂志,2017,25(13):7-9.
[15] 干永和. 基于消费者偏好的中医药康养旅游产品开发策略研究[D]. 北京:北京中医药大学,2017.
[16] 李梦瑶,华永琴,陈广. 中医药健康旅游发展现状研究[J]. 商场现代化,2016(30):241-242.

[17] 朱海东. 中医药旅游业发展策略研究[D]. 北京:中国中医科学院,2014.

[18] 张英英,赵新星,孟彦峰. 国内外健康旅游研究综述[J]. 合作经济与科技,2013(11):6-8.

[19] 郭鲁芳,虞丹丹. 健康旅游探析[J]. 北京第二外国语学院学报,2005(3):63-66.

[20] 罗明义. 现代旅游经济学[M]. 昆明:云南旅游出版社,2001.

[21] 陶汉军. 新编旅游学概论[M]. 北京:旅游教育出版社,2001.

[22] 王兴斌. 旅游产业规划指南[M]. 北京:中国旅游出版社,2001.

[23] Mueller H, Kaufmann E L. Wellness Tourism: Market Analysis of a Special Health Tourism Segment and Implicationsfor the Hotel Industry[J]. Journal of Vacation Marketing,2001,7(11):5-17.

[24] 韩学平,裴宇. 森林旅游可持续发展对策研究:以黑龙江省为例[J]. 东北农业大学学报(社会科学版),2016,14(4):36-40.

[25] 张宝华. 从雾灵山的区域森林结构谈健康旅游区域[J]. 河北林业科技,2004(4):27.

[26] 陈娟. 中国海洋旅游资源可持续发展研究[J]. 海岸工程,2003,22(1):103-108.

[27] 贾跃千,李平. 海洋旅游和海洋旅游资源的分类[J]. 海洋开发与管理,2005(2):77-81.

[28] 王华,彭华,吴立瀚. 国内外温泉旅游度假区发展演化模式的探讨[J]. 世界地理研究,2004,13(3):79-83,57.

[29] 郑利. 旅游健康学研究[D]. 武汉:华中师范大学,2005.

[30] 欧阳儒彬,李学坤. 以发展健康旅游为契机实现沿滇池生态健康旅游产业化发展[J]. 云南农业大学学报(社会科学版),2010(5):35-38.

[31] 王艳,高元衡. 健康旅游概念、类型与发展展望[J]. 桂林旅游高等专科学校学报,2007(6):803-806.

[32] 毛晓莉,薛群慧. 国外健康旅游发展进程研究[J]. 学术探索,2012(11):47-51.

[33] 薛群慧,白鸥. 论健康旅游的特征[J]. 思想战线,2015(6):146-149.

[34] 裘晓华,竺静. 旅游急救知识[M]. 郑州:郑州大学出版社,2016.

[35] 白鸥. 健康旅游研究综述[J]. 旅游研究,2010(3):44-47.

[36] 彼得 · G. 德瑞克. 户外旅行终极指南:基础装备、露营技能、交通方式、饮

食、环境和急救:全彩图解版[M]. 北京:人民邮电出版社,2015.

[37] 蒋龙元,张月华. 旅游意外的自救与互救[M]. 北京:科学技术文献出版社,2009.

[38] 刘勋,李亚军,周军. 健康促进旅游的概念解读:旅游景区精神环境浅探[J]. 学习与辅导,2010,(5):10 – 11.

[39] 王华,吴立瀚. 广东省温泉旅游开发模式分析[J]. 地理与地理信息科学,2005(2):109 – 112.

[40] 郑向敏. 旅游安全学[M]. 北京:中国旅游出版社,2003.

[41] 李雯雯. 冬日温泉 泡出健康来[J]. 绿色中国,2015(4):76 – 77.

[42] 林璟,秦启衷,韩令力,等. 温泉水疗对个体健康状况影响的研究[J]. 保健医学研究与实践,2017(4):12 – 15.

[43] 刘玉珍. 温泉水疗法在康复疗养中的应用与研究进展[J]. 中国疗养医学,2013(4):306 – 307.

[44] 李波,姚向珉. 浅谈高浓度氡泉浴对银屑病的治疗作用[J]. 中国疗养医学,2012 ,21 (2):134.

[45] 解文秀,綦翠华. 旅游饮食存在的问题及对策[J]. 经营管理者,2015(12):198.

[46] 王力争. 旅游交通安全监管对策[J]. 现代职业安全,2007(7):80 – 81.

[47] 松布尔. 消费者的购物安全保障由谁来负责[J]. 现代商业,2015(5):24 – 25.

[48] 崔节荣. 温泉旅游与健康[J]. 韶关学院学报,2011(12):67 – 70.

[49] 曹婷婷,姚东明. 江西中医药健康旅游发展模式与发展对策研究[J]. 江西中医药大学学报,2016(8):198.

[50] 陈建波,明庆忠,娄思远. 山地城市健康旅游资源及开发策略研究:以重庆市主城区为例[J]. 西南师范大学学报,2016(10):75 – 80.

[51] 刘庆余,弭宁. 全域旅游视野下健康养生旅游发展对策[J]. 旅游学刊,2016(11):4 – 6.

[52] 何婷. 海南岛健康旅游市场供给与需求的分析[J]. 城市旅游规划,2016(12):158.

[53] 朱金悦. 健康旅游产品开发研究:以海南省为例[J]. 科技广场,2016(6):139 – 143.

[54] 刘小滨. 中医药健康旅游资源分类及评价[J]. 旅游管理研究,2016

(11):53.
[55] 于东东,尤良震,宋成杰,等.中医药健康旅游产业发展研究[J].亚太传统医药,2017(2):1-3.
[56] 罗明义,罗冬晖.关于发展“大健康旅游”之我见[J].旅游研究,2017(2):2.
[57] 邵琪伟.发展健康旅游产业潜力巨大[J].中国科技产业,2017(3):46-47.
[58] 刘小滨,刘佼.基于游客感知的中医药健康旅游产品研究[J].旅游管理研究,2017(3):27-28.
[59] 胡广芹,庞国明,佘延芬,等.中医药健康旅游等级划分与评定标准研究思路[J].世界中医药,2017(5):1191-1194.
[60] 曾雪璐.黑龙江省中医药健康旅游及服务型医疗探究[J].黑龙江科学,2017(12):140-141.
[61] 段志祥,李泽庚.中医药健康旅游的策略研究[J].中医药管理杂志,2017(13):7-8.
[62] 徐眩.全域旅游视阈下健康与旅游深度融合探析:以岳阳市为例[J].湖南理工学院学报,2017(9):77-81.
[63] 杨晓敏,童坚.中医药健康旅游发展中面临的困境与出路分析[J].中国市场,2017(22):82-84.
[64] 张佑印,马耀峰,李创新.国内海洋旅游市场规模特征及繁荣度研究[J].地域研究与开发,2015(12):98-103.
[65] 戎良.海洋健康产业:舟山需做大做强的优势产业[J].浙江经济,2014(22):46-47.
[66] 李京梅,陈海霞.山东省发展海洋生态旅游的SWOT分析及对策[J].商业文化,2011(5):103-104.
[67] 柳礼奎.天津海洋旅游发展路径探析[J].天津经济,2015(11):18-20.
[68] 柴寿升,赵建春.海洋旅游危机事件及其管理体系构建研究[J].国土与自然资源研究,2011(6):53-56.
[69] 唐雅.海洋旅游危机事件预防机制研究[J].管理观察,2015(11):28-30.
[70] 张广海,刘佳.青岛市海洋旅游资源及其功能区划[J].资源科学,2006(5):137-142.
[71] 沙莎.“中医药康养旅游定制式管家”人才培养模式研究[J].教育观察,

2017(19):90－92.

[72] 柳萱,石秀儒,薛群慧,等. 2000—2010 年中国健康旅游研究综述与展望[J]. 云南农业大学学报,2012(6):54－58.

[73] 薛群慧,蔡碧凡,包亚芳. 健康旅游研究对象探析[J]. 云南社会科学,2014(3):78－82.

[74] 国峰,房建孟,翁光明. 上海市海洋经济发展状况分析[J]. 沿海都市,2016(2):145－148.

[75] 高静,刘春济. 国际医疗旅游产业发展及其对我国的启示[J]. 旅游学刊,2017(7):88－90.

[76] 王艳平,山村顺次. 中国温泉资源旅游利用形式的变迁及其开发现状[J]. 地理科学,2002, 22(1):102－109.

[77] 张广海,王佳. 中国医疗旅游资源及功能区划研究[J]. 资源科学,2012(7):1325－1327.